「いい人生だった」と言える10の習慣

——人生の後半をどう生きるか——

緩和医療医
大津秀一

青春新書
PLAYBOOKS

JN139443

はじめに

世の中には、変わるもの、変わらないものがあります。

変わらないものの最たるものは、人が死ぬことです。

私は終末期医療に携わってきた医師です。これまで15年にわたり、大病院で、一般病院で、ホスピスで、在宅医療で、3000人超のがんを患われた方、2000人を超える終末期の患者さんを診療し、1000人超の患者さんを直接看取ってきました。これらの体験を通して、「人が死ぬこと」は当たり前のように存在し続けるものでした。

死に顔は、多くの場合、穏やかに見えます。眠っているかのような、微笑んでいるかのような、そんなお顔でした。

けれども、本当にその方が幸せであったかどうか、後悔が少なかったかどうか、それはご本人自らが感じることなので、究極的にはわかりません。

だからこの世に残った側は問い続けなければなりません。大切な人は、あるいは愛する人は、「幸せだったのか？」「悔いが残らなかっただろうか？」と。

私たちは死ぬ前に自ら、幸せな人生、悔いが少ない人生にたどり着ければ、それに越したことはありません。少しでも満足のいく人生を迎えることができたならば、それを周囲に伝えて完結を迎えたいものです。そうすれば、自分も大切な方たちも、「いい人生だった」と思うことができ、胸を張ってそのように言うことができるのではないでしょうか。

ただそのためには、一人ひとりが自らの人生を幸せで悔いの少ないものにするという「心がけ」が大切です。そこで私は、２０１３年に出版した著書の中で、人生の先輩たちが教えてくださった10の習慣・心がけをお伝えしました。今回の本は、その新書版になります。出版から4年が経ち、今回新たな序文を付させてもらうことになりました。

この4年を考えたとき、さまざまな変化と未変化があったことが思い起こされます。「緩和ケア」と名乗ると、「ああ」と表情を深刻にさせる方たちが存在することは、まだまだ変わっていません。

また先日も、「医療用麻薬は意識を低下させずに痛みを取り除く薬剤である」と講演会で述べたところ、誰も知らなかったということがありました。〝モルヒネで眠らせる〞まだまだそのような誤解はあります。私の外来には、モルヒネなどの医療用麻薬を使用しながら、普通に仕事をして、活動的な生活を送っておられる方もいるのにもかかわらず、です。

眠気があっては仕事になりません。痛みを伝達する経路に働いて、それをブロックするのがモルヒネなどのメカニズムであり、眠気で痛みをごまかす薬ではないのです。

ただこのように、緩和ケアやモルヒネという一度広まった言葉のイメージは、容易には変わらないものです。

一方で、長い目で見れば、着実に変化が起きているのも事実です。

「緩和ケア」に関しても、著名人がそれを受けていることを発信し、それに対するインターネット上の反応も、かつては「では末期なのではないか」「モルヒネで意識を落とすようになったか」などという言葉が並ぶのが通例でしたが、最近では、正確な緩和ケアの理解に基づく、

「病気の早い段階からでも苦痛があれば、今は緩和ケアを受けていいんだよ」

「緩和ケアといっても末期限定ではないからね」

という発言も為されるようになりました。

私が医師になった頃は、患者さんが亡くなれば全例、心臓マッサージを施すのが（私の経験した施設では）通例でした。今は、特にがんの終末期の患者さんにおいて、それを目にすることは稀になっています。

「延命治療」はしてほしくない、そうおっしゃる健康な方もいらっしゃいますが、10数年前に比べればはるかに、「単に命を延ばすことが目的で、苦しみを増やす可能性が高い」と予測される医療行為はなされなくなってきています。

変化は着実に訪れているのです。

2013年当時は、2011年に日本を襲った未曾有の大災害である、東日本大震災の記憶が生々しくある頃でもありました。

私も震災後、医療支援で岩手県陸前高田市に赴いたほか、その後約1年間にわたり岩手県大槌《おおつち》町に茶話会のボランティアで訪れました。

本文中でも触れますが、震災の1ヶ月前、私はあるインタビューに答え、「多くの人にとって明日はあるが、それは決して100％ではない」と述べました。私の現場においては、それが日常だからです。医師となってから、変わらず、ずっとあり続けることです。

震災を通して私たちは、多くの生命が失われ、生活が損なわれたことを目の当たりにしました。そして、懸命に生きることのかけがえのなさを、誰もが感じていたのではないかと思います。

時が過ぎれば、「日常感」が再び、傷を被覆します。あれほどひりひりと張り付いたように感じた何かも、次第に過去のものとなっていくのです。私自身もその後痛みを伴う病を得て、事中のつらさと、解放されたときの幸せと、過ぎた痛みを「恐ろしいほど」忘れることを、身をもって経験しました。それに類するものです。

それが人の持つたくましさであると同時に、備えをゆるくさせる変わらぬ性質なのだと、私自身が思いを深めた次第です。

私たちは確かに、いつ何があってもおかしくない世界に生きています。それは一ミリも変わっていません。実際に、震災後に知り合った方々の幾人かが、旅立たれました。元気だったのに、急に、ということもありました。

一方で、震災をきっかけに新たな夢を見つけて、それを叶えた若者にも出会いました。苦境の中でも、10の習慣に記した終末期の方たちのように、それぞれの夢や希望や支えるものを見つけて、力強く生き、生き続ける人たちがいることもまた変わらないものです。私たちは、ときに恐ろしいほど無力で、か弱く、孤独に蝕《むしば》まれます。弱さから過ちをおかすこともあります。

しかし同時に、どんなつらさや悲しみに出会っても、生きていれば必ず出会うそれらを、変えて歩んでいける力があることを私たちはまた有しているのです。それもまた変わらないものだと言えるでしょう。

世の中はめまぐるしく変わっていきます。

ちょうど10年前に発売された初代iPhoneはスマートフォンの席巻に寄与し、電車の中の風景も10年前とは激変しました。革新的な発明は、わずかな期間で、人の生活を一変させてしまう力を私たちは目の当たりにしています。

多死社会が始まり、あと何十年かの、相対的に少ない現役世代が支えねばならない時代は、より深まっていきます。医学の進歩と表裏一体とも言える高額な薬剤が、日本の国民皆保険制度を揺るがすものだとの危惧も語られるなど、がん治療の分野とそれを支える環境もめまぐるしく変化が起きています。

ときに「変わらないために、変わってゆくこと」が必要となることもある。私たちはそんな世界に生きています。本書「10の習慣」がささやかなきっかけになることを願いながら、最後の「変わったこと」を述べたいと思います。

先日、本文の習慣1で紹介する山岡さんの奥さんにばったり出会いました。山岡さんのありし日の、あのにやりとした笑顔が思い出されました。

今度は私が有事には先生にお願いする番ですねと冗談半分、本気半分でおっしゃってくださって、そんな会話の最後に。

「変わったこと？　そう言えば……家族が増えました！　孫娘です」

たいそう孫息子をかわいがっていた山岡さんです。きっと孫娘さんに会えていたら、かわいがったに違いないでしょう。私がそれを伝えると、奥さんは笑いました。

「そうだったでしょうね、きっとね。ひょっとすると、聞いているかもしれませんね」

旅立つ命もあれば、また新たに生まれる命もある。新たに生まれる命はまた、それぞれの道程を歩み、ときに悩みながらも、世界を担っていきます。

皆さんが、「いい人生だった」と、そのときに胸を張って言えることを心から願っております。

「いい人生だった」と言える10の習慣／目次

習慣10

「ありがとう」と伝える

本文デザイン／浦郷和美　本文DTP／森の印刷屋

著者注：お話の途中にあるエピソードは、私が出会ってきた方たちの実例を元にしながら描いておりますが、諸般の事情により変更を加えていることをご承知おきいただければ幸いです。

習慣 1

「今日が最後かもしれない」と思って暮らす

陸前高田の仮設診療所で見た光景

平成23年3月11日午後2時46分。

大震災が東日本を直撃し、多くの尊い命が失われました。

東京都が大病院に協力を呼びかけた被災地支援にて、私が陸前高田市を訪れたのは、まだ震災の爪痕《つめあと》が生々しい4月でした。

のどかな風景が続く中、ある線を越えると光景は激変します。

その線よりこちら側は、何の変哲もない畑と家が広がっています。向こう側は、すべてがめちゃくちゃになっています。木の柱、車、ドラム缶、元が何だったかわからない残骸、スーツケース、ランドセル……。

海に近付くと、そこには広大な平野が広がっていました。かつて家が立ち並んでいたはずのところには、もうほとんど何もありませんでした。

コンクリートと鉄筋の建造物も、骨組みだけとなり、かろうじて津波よりも高さが上回った部分だけは元のままで、その姿をさらしていました。

陸前高田の診療所は、野戦病院の様相を呈していました。全国からたくさんの医療者が集まり、必死に形を造り上げていました。私たちのチームは、当時陸前高田第二の規模の避難者がいる老人ホームで仮設診療所を切り盛りしました。
そこは広い老人ホームでしたが、それでも数百人の避難者で手狭に感じるほどでした。まだ体調がいい方たちは廊下やホールの片隅で寝起きしていました。生活の場もそこでした。

幸いにして薬は全国から届けられており、処方にはさして困ることはありませんでした。高齢の方の「命からがら生き延びたよ」「これからどうなっちゃうんだろうね……」というお話を聞きながら、血圧を測り、聴診し、ささやかな外来診療を行っていました。
「まだうちはましさ」仮設診療所に来る方は誰もがそう言っていました。ところが実際には、ふとした瞬間に「親戚が流された」「甥《おい》がまだ見つかっていない」という言葉が出てきます。本当は、家族や親戚に誰も被害がない方はほとんどおらず、十分以上と思えるくらい、誰かを失っていたのです。

これまで終末期の方々の話を聴いてきたからこそ、大切な方を失った皆さんの声を受け止めることができるかもしれない、そう思ってはいました。

けれども、私は仮設診療所で痛感しました。「突然大切な方が亡くなる」のは、またがんで大切な方が亡くなるのとは異なる、いや悲しみの深さで言ったらそれ以上かもしれない、と。

大切な方を失ったのみならず、家も失い、仕事も失い、生活を立てることもままならず、避難所を出てゆける目途もない、そんな方たちがたくさんいらっしゃいました。いまは悲しんでいる時間もない、そのような印象すら受けました。

けれども、誰かを亡くした喪失感は、いつか必ず降りかかってきます。それがまだこれからなのだろうと思わせる方も多くいたのが事実です。

忘れられない被災者の言葉

仮設診療所の閉所時間の間際に、一人の中年の女性が飛び込んできました。

「先生、まだやっていますか?」

初めての方でした。小柄でやや色黒、とても感じのいい笑顔でいらっしゃいました。

「もうすぐ閉所ですが、まだ大丈夫ですよ」

「じゃ遠慮せずに……」

最近血圧を測っていないので、ちょっと測ってほしい、それが受診の理由でした。私は素早く彼女の細い腕に血圧計を巻くと、手動のポンプを握りました。

「それではいきます……」

プシューと圧が抜ける音とともにトクントクンという音が聴こえ始めます。

「え……と、120の72ですね。正常です」

「そうですか」

にっこりと笑います。ふと私は彼女の目を見ました。澄んだ底に何かを感じた気がしました。

「先生たちはどこからきたんですか？」

「僕たちは東京からです」

「遠くからお疲れさまですね」

また笑顔。しかし何だろうか、この感覚。

「最近身体の調子はどうですか？」

「いまひとつですね。私はここで働いているんですが、家も流されてしまったので、この避難所に寝泊まりしているんですよ。やはりこれだけ人がいるでしょう？　夜もみんながまんして咳を出さないようにしたりとか、お互いに気をつけてはいるけれども、なんせ硬い床に新聞紙やバスタオルで眠ってますからね」

苦笑。

「眠れませんよね」

「そうですね。疲れます」

目に一瞬淋しげな光。

「疲れますか？」

「ええ」

そこで彼女は視線を逸らし、窓の外を見ました。

「ねえ……、先生たちは、もし津波がまたきたらどうしますか？　また大きい地震がきたら……？」

その頃はまだ大きな余震が相次いでいました。正直、ぎりぎり被災から免れていた本部も、再び大地震や津波がきたらやられてしまうかもしれません。

また、毎日海沿いの道——すべてが押し流された中に復旧された道——を通う私たちは、少しの緊張を感じてもいました。この海沿いを走っているときに、もし津波が押し寄せたら……。そんな仮定が冗談ではないのが平成23年の4月でした。

「私たちはやるべきことをやらなければなりません。救護しなければいけない人もたくさん出ますでしょう。だから……」

私は彼女の射るような視線に言葉をのみました。彼女はゆっくりと口を開きました。

「先生、どうか逃げてください。そんなときは、逃げてください。立派じゃなくていいんです。……逃げてください」

「逃げる……？」

「先生、私はね、娘が流されたんですよ。娘は市庁舎で働いていました。保健師をしていたんです。地震がきて、娘は自分の仕事を果たしました。人助けを、あの子はしっかりとしたんだと思います。そして、帰ってきませんでした」

「……」

「みんな、娘は立派だったと言ってくれます。でもね、先生、私は帰ってきてほしかったんですよ」

「……」

「立派である必要なんてないんです。生きてくれてさえいれば。家族にとってはそういうものです。だから先生たちも、何かあったら私たちを放って逃げてください。どうかお願いします」

言葉は一切震えることも揺れることもなく、静かに語られました。笑みは穏やかで、まさか娘さんが亡くなったようには見えないでしょう。

私は言葉が出てきませんでした。これが震災の1つの現実なのだ……そのあまりに重い事実に私は打ちのめされ、何も言えなかったのです。

「先生たちにも大切な家族がいるはずです。立派である必要はありません。何かあったときはどうか生きて帰って……ください」

彼女は繰り返しました。私は言葉を探しましたが、思い当たる言葉は何ひとつとしてなかったのです。

「先生、ありがとうございました」

彼女は頭を下げました。私はかろうじて返しました。

「大変な日が続くと思います。どうかお身体には十分お気をつけください。この仮設診療所も、困ったらいつでも利用してくださいね」

「ありがとうございました」

柔らかなしぐさで彼女は頭を下げ、診察室の向こうに消えていったのです。

「一期一会」の真の重みを知る

ある患者さんがいらっしゃいました。60代の女性です。

あと一週間くらいで亡くなるであろうと推測されたとき、彼女は私に言いました。

「先生、先生はいつも〝そうなるかもしれない〟とは言っても断言してくれません。どうか〝治る〟と言ってください。〝絶対に治る〟と言ってください。そう先生が言ってくれれば、私は頑張れる気がするんです」

私は悩みました。いまそれを伝えることは完全に嘘をつくことになります。

「先生、お願いです。言ってください」

「絶対に治る……」

かもしれない、という言葉が出るのを、彼女の強い瞳が押しとどめました。

「先生。私たちからもお願いします」

彼女の周囲のご主人、娘さんも頭を下げます。私は決めました。

「治ります」

「先生！　ありがとう……」

彼女の瞳からとめどなく涙が流れ、ご主人も娘さんも同じでした。彼女は、誰も「絶対に治る」と言ってくれないことに傷ついていました。気休めがほしかったというよりは、何か揺るぎない安心と保証を与えてほしかったのでしょう。

それが実際は余命が残り少ないことを自覚していた彼女にとっての救いだったのだと思います。

その夜半、私は電話で起こされました。

彼女の家に急行すると、彼女はもう息をしていませんでした。

「治ります」

その言葉が、私が彼女にかけた最後の言葉となっていたのです。それだけですと、大嘘つきです。けれども、彼女の死に顔は安らかでした。ご主人と娘さんも経過が早いことに驚かれていましたが、とても感謝してくださいました。

「先生、『治る』とはっきり言ってくれてありがとうございました」

ご主人は嗚咽《おえつ》をこらえながら深々と頭を下げられたのです。

私はまた悩みました。

これでよかったのか。死者には言葉がありません。私たちが行ったことが正しかったかどうかを、逝く人は教えてくれません。死に顔の安らかさから、「これでよかったんですよ。ありがとう」彼女がそう言っているように感じもしましたが、これは私の自己満足かもしれません。

どんな言葉も最後に交わした言葉になり得る。終末期医療に携わる者は、そんな現場に生きています。でもこれは、誰にも起こり得ることなのです。

戦国時代末期の茶人・千利休は、その茶道の第一の心得として、一期一会を据えました。「こうしてあなたと出会っているこの時間は、二度とはめぐり来ぬ、たった一度きりのもの。それゆえにこの一瞬を大切に思い、いまでき得る最高のおもてなしをいたしましょう」というものです。

そこには「また会うだろうが」「このとき、あなたと会うこの瞬間は二度とはめぐり来ぬもの」であるし、「もしかするとこれが会う最後かもしれない」という考えも込められています。

一期一会は、一期一会を実際に体験しなければ、重みを持った言葉になりません。一期一会の大切さと恐さと哀しさを経験して、人は真にその意味を知りますが、それも時間がたつとしばしば忘れてしまうものです。

私もたくさんの人と、これが最後と意識しなかった最後を過ごしてきました。患者さんとの間は言うにおよばず、事故で亡くなった大学の友人、再会を疑わなかった病院の同僚、みんなもう二度と会うことはありません。

他人を思いやる心

60代の男性、山岡さんは末期のすい臓がんでした。

山岡さんは、交友関係が非常に広く博識で、世の中のすべて表も裏も知りつくしているような方でした。

いわゆる〝やり手〟で、仕事では成功した人でした。

色黒で迫力ある体躯《たいく》、ダミ声。病床の上ではときにとぼけ、ときに世の中の裏側をわかりやすく解説してくれました。そして、とても優しい人でもありました。

「認定看護師」という専門の資格を持つ看護師になるための教育課程にある実習生の田池君が、私たちといっしょに彼の受け持ちになりました。

腫瘍が進行すると、出血傾向といって血が出やすくなるという病態が出現します。山岡さんは飄々《ひょうひょう》とはしていましたが、次第に病状は悪化の傾向をたどっており、出血傾向が現れていました。

やれやれとした表情で山岡さんは言いました。

「また出血だよ。お猿さんだよ。真っ赤だなって、尻が。あとは、体がだるいねえ。他はとくに変わりがないかな」

フーッとため息をついたあと、ざまあないね、と小さくつぶやき、一転にやりと笑って続けます。

「ところで先生、この間の話の続きだけれども、あの裏の話知ってる?」

いつものウラ話でした。そこに奥さんが入って来られました。

「ああ、先生、こんにちは。聞きましたか? 本人に」

「ええ、出血があったとか……」

「もう大丈夫だよ。俺は平気」

「そんなことはないでしょう? ちょっと先生、あとでお話しさせてもらってもいいですか?」

「なんだよ内緒話か」

「そうじゃないですよ。先生とも落ち着いて話す時間がなかったから。主治医の先生には何度も話は聞いているけれども、緩和の先生とはじっくり長く話す機会はなかったから。私にだって聞いてもらいたいことはありますよ」

「ふーん。まあいいけど。先生すみませんね。ひとつよろしくお願いします」

「もちろんです」


半刻後、奥さんと私たちは別室にいました。

「先生、改まっての相談なんですが」

「ええ、何でしょうか？」

「じつは……うちの夫は末期でしょう？　でもみんなに迷惑をかけたくないって言って、これまで病気のことは周囲に秘密にしてきたんです」

「そうだったんですか」

「ええ。あの人はよく言えば気がとてもよく回る人だし、一方では、とってもいろいろなことを気にする性格でもあるんですよ。言ってみれば、小心かもしれません。夫の母にも、これまで結局病気のことを伝えていなかったんですよ。でもこのままだと、母も遠方に住んでいますから、最後まで会わずじまいになってしまうかもしれませんよね？　……それで先生、夫には内緒で母を呼んでしまったんです。今週末に来るんです。これでよかったでしょうか？」

「たしかに、いつ悪くなってもおかしくはない状況ではありますからね。最後までお互い会わないで過ごしてしまう……というのも後悔が残るかもしれないですし、会っておくということはいいのではないでしょうかね」

「そう言ってもらえて、よかったです。友達は多かった人なんですよ。あんな感じでサービス精神は旺盛でしょう？　だからいまも会おう、遊ぼうなんて連絡はくるみたいなんですよ。でも自分の病気の様子を見たらみんなが気を使うだろうって……。だから、いろいろな人ともずっと会わないできたんですよね。私以外の家族にもそうなんです。小さな子供がいて育児が大変な長女に本当の病状を伝えたのも最近なんですよ。それくらい夫はいろんなことを気にしていたんですね。だから母が来ると伝えたらきっと動揺すると思って……。出血もあるから、ただでさえ自分の体のことを心配しているうえに負担をかけていいのか悩んでしまいますね」

明るく飄々とした山岡さんのもう1つの姿を見たように思いました。私はもう一度繰り返しました。

「どうでしょうか。きっと……予感ですが、病状のことを、山岡さんはとてもよくわかっていらっしゃるのではないでしょうか？　一方で、病気の方が会いたい人に会うというのは、決して簡単なことではありませんから、なかなか動けずにきてしまったのではないでしょうかね」

自らの衰えた姿を見せたくないという気持ち。これは心配かけまいという気持ちでもありますし、必要以上に気を使われてしまうのを恐れてでもあるでしょう。

また、「そのうち」と思いながら、体力が徐々に衰えていけば、人に会ったりする体力や気力も失われます。そうしているうちに、最期がきてしまったりもします。

私はそれを伝え、奥さんの考えでいいのではないかということをお話しすると、奥さんは少しだけ安堵されたようで、わかりました、それでは本人には明後日に伝えます、ぎりぎりでないと「来ないでいい」ってなりそうだから、と言いました。

「そうそう、奥さんに教えていただきたいのですが、ご本人は何かしなくてはいけないこと、やらなくちゃいけないことがあるとおっしゃっていましたか？　と言いますのは、ご本人とお話ししているといつも余談になってしまうんですよね。前もそれを聴いたときには、『なんだろうなあ……ないようなあるような……まぁいいか。ところで先生、あの○○って人のウラ話は知ってる？』と話がすぐに終わってしまいました」

奥さんはちょっと考えました。

「何でしょうねえ……。何しろずっと仕事人間でしたね、夫は。7年前に仕事を辞めて、それからはいっしょの時間が増えましたが、それより前は全然でしたね。子どもも二人はほとんど……というか全部、私が育てたようなものです。夫は単身赴任も長かったので、いっしょに暮らしていた時間はほとんどなかったんですよ。プラントの立ち上げと運営で日本と世界をあちこち行ったり来たりしていました。ただ……そう、仕事を辞めてからは、いろいろと身辺整理をし始めていましたね。おそらく、ほとんど身辺整理はやり終わっているんじゃないでしょうかね」

「いろいろ準備をしていたんですね」

「そうなんですよ。お前は頼りないからな、安心しろ、全部やっておくからって……。そうですねえ、唯一の心残りは孫のことでしょうか。孫のことは本当に大好きなんですよ。大きくなるのは見届けたかったんじゃないかなって思いますね……。先生、孫の話しましたか？　孫の話のときは、にやけたおじいちゃんになっちゃうんですよね。ただ、孫も近くだから顔も見られますしね」

私は、山岡さんが田池看護師にした話を思い出しました。

「そう、田池さんに、孫とも娘たちともハワイに行けるといいなあ……って、そのときだけ、しみじみとおっしゃってたって聞きました」

「それを言っていましたか……、あ、すみません。泣かないようにって思っているんですが……。とにかく退職してからは、これまで仕事に生きてきた分、きっちり他にも力を入れたいって思ったんでしょうね。ハワイにも私とよく行きました。60歳を超えてからスカイダイビングを始めたんですよ。それも20代から60代の仲間たちの中で、いつも先頭に立って飛ぶから切り込み隊長だ、大隊長だって言われて楽しんでましたね。そうそう、いずれハワイに移住したいなあ、でもお金がないなあ……なんて笑って言っていたんですよね、少し前までは。……ごめんなさい」

涙。沈黙。

「ただ何よりも、孫ができたことは一番うれしかったようです。でも先生、孫を病院で見かけないでしょう？『冬樹が病気をもらったらどうするんだ！』と、それははっきりしているんですよね。孫が病室に来るのはダメみたいなんです。だから孫が来ると、いっつも下に降りて会っているんですよ」

この仕事をしているとつくづく痛感することがあります。

所詮、人は誰かの一面しか見えません。しかしさまざまな人が持ち寄った患者さんに関するパズルのピースをはめてゆくと、いつでも、複合的な、重厚な人間の姿が浮かび上がってくるのです。

山岡さんも魅力的な方でした。奥さんの話を聴いて、わきめも振らずに60余年を生きてきた男性の姿がさらに色鮮やかに浮かび上がってきたのです。

患者さんから学ぶこと

「田池君、今日で終わりだって。早いもんだね。1カ月なんてね」

本当にちょっとだけ、淋しそうに山岡さんは言いました。

田池看護師が研修を終わるのです。田池看護師も山岡さんの話を傾聴し、そしてまた山岡さんにさまざまなことを教わっていました。

患者さんは医療者にとって〝先生〟です。患者さんとの出会いによって、職業人としてさまざまなことを学んでいきます。

「いい専門の看護師になってもらいたいね」

笑顔で山岡さんは言いました。少しの沈黙。

「そういえば先生、出身が茨城でしょう？　僕も茨城に住んでいたんだよ。都合10年。最初は昭和40年だった。その頃はあそこにいたんだよ」

私はその地名を聞いて驚きました。私が生まれたところのほど近くだったのです。それを伝えると、彼はへーと言いながら目を見開きました。

「そうなんだ。いろいろな縁があるもんだね」

「昭和40年代から10年ってことは……。山岡さんの近くに僕もいましたね」

「とにかく山だろ？　あそこらへんは。車を飛ばさないと、仕事にならないでしょ？　でも昔はスピード違反をしていてもおまわりさんは『気をつけてください』とマイクで言うくらいのもんさ。ゆるくて、いい時代だったね」

「それにしても、時代が変わっていいこともあるんだよ。ほら」

山岡さんは携帯電話を取り出すと、かわいらしい男の子の画像を見せてくれました。

「娘がいろいろなものを写メで送ってくれるんだよ。これが孫」

「かわいいですね」

「部屋に来ちゃダメって言ってんだよ。ところかまわず歩き回るからね、あいつは」

「ってことは山岡さん似ですか」

「……ああ、そうか。いやあこいつはよく動くなあって思っていたら、俺似だからか、ははは。将来が大変だな」

山岡さんは笑いました。

最後の〝いい時間〟を過ごすために

「先生、家に帰っていいかな？」

あるときから、山岡さんは私に尋ねるようになりました。痛みなどのつらい症状はほとんど緩和されていました。それでも体力の低下を押しとどめるすべはありません。食事もそれなりには食べていましたが、悪液質《あくえきしつ》（多くの終末期の患者さんがなる、腫瘍などが出す化学物質のせいでどんどん筋肉や脂肪が減ってしまう病態）のせいもあり、徐々にやせも進んでいました。むしろ家に帰るのならば、早いほうがいい、そう考えていた私は胸を張ってこう答えました。

「大丈夫ですよ。家でゆっくり過ごしてください」

「わかりました」

しかし、翌日も同じようなやり取りがあります。その翌々日もそうです。

「先生、帰っていいかな？」

「大丈夫ですよ。家でゆっくり過ごしてください」

「わかりました」

1週間が過ぎた頃、この言葉に別のフレーズが追加されました。

「でも、正月もここに籍をおかせてもらっていいよね？」

間もなくその年も終わろうとしていました。正月だからこそ、おうちで家族水入らずで過ごしては、そう思っての退院太鼓判でもありました。

「もちろんそれでも大丈夫ですよ。だから安心して、正月はおうちでお過ごしになるのでいいと思いますよ」

このやり取りもその後数日繰り返されました。

なぜ何度も同じことを聞かれるのか。しばらくは疑問でもありました。

ただ、彼はひと言も告げませんでしたが、何より自らの状態の悪さを感得していたのでしょう。本当に帰れるのか不安だったのです。そして悪くなった際に、またすぐに入院できるか心配だったのです。

奥さんにも協力してもらいました。奥さんとまた話し合いました。

「そういうわけで……いまはステロイドによって、状態が向上しているように見えます。けれどもお伝えしたように、これが最後の〝いい時間〟になる可能性が高いです。だからこそ、ご本人の望むところで過ごされるのが、一番いいのではないかと思います」

「わかりました。あと……どれくらいでしょうか？　今回が最後のお正月でしょうか？」

「残念ですが、そうなると思います」

「余命は……？」

「週の単位だと思います。春までは、残念ながら」

「いよいよですね」

奥さんは天井を見て言いました。

「そうだと……思います。どうか、もう十分なさっていると思いますが、お孫さんにも山岡さんの温もりをたっぷりと感じられる時間を持たせてあげていただければと思います。おじいちゃんとの時間を」

「大丈夫ですよ、先生。もちろんそのつもりです。私たちも頑張ります」

これが最後かもしれない、という思いが悔いを残さない秘訣

正月の外泊で調子がよかったので、山岡さんはそのまま退院しました。

「じゃ先生、またな」

私の目を覗き込みながら、笑顔で手を振って。


そして1週間、2週間。

1カ月……1カ月半。

便りがないのは、よい便り。私たちは山岡さんがおうちで穏やかに過ごせることを祈っていました。

そして山岡さんは最後の入院でやってきました。

傾眠（うとうとすぐ眠ってしまう状態）である山岡さんは、私が声をかけるとうっすらと目を開けました。

「ああ、先生。おかげさまで……つらくはないよ。でも先生……、こうやって眠ってるだ

けってのも……やだね。明日は……3月1日でしょ？　もうさっと、短くていいんで、あの世にやってくれないかな」

そう言ってかすかに口の端を上に引き上げました。

「もういいよ」

にやりと笑うようにそう言ったのです。


私が山岡さんとまとまった話をしたのは、これが最後になりました。このあとはほとんど眠っているままの状態となり、数日後に亡くなりました。

「先生、ありがとうございました……」

奥さんと娘さんたちに囲まれながら、山岡さんは静かに逝かれました。

「最後は私たちも限界までやりました。自分たちで言うのもなんですが、壮絶な介護でした。でもすっかり夫も動けなくなってしまったから、とうとう『病院へ』って夫は自ら言いました。観念したのかもしれません。ただそうなるまで十分、家でも好き勝手してましたけれどもね」

笑顔。

「でも、先生方のことをとても気に入っていましたから。最後はここでって思いが強かったので本望だったと思います。先生からお伝えされた通り、悔いが残らないように私たちもやってきました。驚いたのは、家に帰って夫はすぐに準備を始めたんですよね。『まだ完了していない』そう言って、すべて必要なことを整理し終えて、確定申告の書類も仕上げて、自分が死んだあとに財産がもし少なくなってしまったらどうしたらいいかまで、私たちに伝えてくれました。『お前でも一目でわかるよ、これならば』そう言って、重要な書類をひとところに集めてもくれたんです」

「それはすごい」

「全部終わったぞ、そう言っていました」

「さすがですね……」

「でも孫にも助けられました。だんだん動けなくなるから、本人もああしろこうしろと私たちへのリクエストがとても多いんですよ。でも、孫が来るとピタッと訴えが止むんです。孫が薬でしたね」

最後の頃は感謝、感謝で、病院の医者や病棟の看護師、また家族への感謝をいつも口にしていたとのことでした。

「ところで……田池さんは合格しましたか？」
「ああ、彼ですね。これから試験だと思います」
「『田池君にも頑張ってほしいなあ』そう気にかけていました。本当に……優しい人でしたから……」

奥さんは泣き笑いしていました。

山岡さんは、これが最後の退院になると誰よりもわかっていたのでしょう。だからこそ、いまでいいのか、それともいつがいいのか、それを探り続けて、何度も「先生、帰っていいかな？」と聞いてきたのかもしれません。

「期」を逃さないように、待ち続けていたのです。そうして「期」が訪れたとき、彼は勢いよく最後の仕事をすべて終えたのです。スカイダイビングの切り込み隊長は、風を待ち、時を捉えたのでした。

彼は、自らの仕事人としての人生から、タイミングの大切さを身にしみてわかっていたのです。機会を逸すればすべてを失うのは、他のこともそうなのです。大切な奥さんが、自分の死後に困らないよう、諸事を完璧に片づけての旅立ちでした。

「じゃ先生、またな」と、私の目を覗き込みながら言ったときの彼の瞳を印象深く覚えています。そこに万感の思いがこめられていました。結果的にはもう一度会うことができましたが、おそらく最後になるかもしれない、そういう気持ちで私と別れたのでしょう。山岡さんは、一期一会を知っていた人だったのです。

今日あるものが、明日あるとは限らないのが、この世界です。しかしそれを経験したとき、私たちは「一期一会」という言葉の重みを真に実感することになるでしょう。どんなときでも、これが最後かもしれない、という思いで取り組むことは、大きな力を与えてくれるものでしょう。とはいえ、それで力が入り過ぎてしまってもいけません。とにかく自分にとって大切なことを見極め、それに対しては後回しにせず、誠心誠意取り組むことが、悔いを残さないことにつながるでしょう。

習慣2

生きる意味を無理に探さない

❀病気になって、人は人生を振り返る

30代の敏腕男性営業マンだった坪井さんの話を紹介しましょう。

坪井さんは末期の胃がんでした。

少し前から体重が急に減ったり、お腹がしくしく痛んだりするなどの前兆はありました。頬がこけ始め、さすがにおかしいと周囲にも言われ、ある病院の内科を受診しました。内視鏡検査の結果、入院となって、下された診断は胃がんのステージⅣだったのです。

抗がん剤治療が始まりました。しかし、がんは既にお腹全体に広がっていました。抗がん剤の効果も顕著なものは得られず、いよいよ「もう抗がん剤治療としては手がない」と言われました。

私のもとに紹介されてきたのは、その頃でした。元々はラグビー部で鍛えたがっちりとした体型だったようですが、私の目の前にいる坪井さんは長身とは不釣り合いな極度にやせた身体で、何より胸の厚みはほとんどなかったのです。一方で、腹水の貯留でお腹は膨れていました。

「ホスピスに、と言われてやってきました」

その目の色は暗く、顔にも生気がありませんでした。その脇に、心配そうな奥さんが座

っています。奥さんが言います。

「先生、どんどん元気がなくなってきてしまって……できれば入院させてもらいたいんです。足腰が弱っているみたいで、いつも私が支えてトイレに行ったり、やっと階段を上がったりしています。今日は預けてきましたが、うちには5歳の息子もいるんです。世話をしてあげたいんですが、なかなか夫だけということもできなくて……」

奥さんは均整のとれた横顔に暗い影を表しながら、坪井さんのほうを見やりました。坪井さんは力なくうなずくだけでした。

「妻にも迷惑をかけられませんし、先生、できるだけ早く入院できますか？」

こうして坪井さんは私たちの病院に入院することとなったのです。

「先生、ちょっといいですか？」

ある夕方、噴出する苦悩が抑えきれないような面持ちで、坪井さんは私を呼び止めました。

「ああ、もちろんいいですよ」

私はベッドの上で座っている坪井さんと向かい合うように、そばのソファに腰を下ろしました。

「先生……生きている意味って何でしょうかね？」

「生きている、意味、ですか？」

突然の質問に少し不意をつかれながらも、私は努めて平静に尋ねました。

「そうです。先生、お時間は大丈夫ですか？」

営業職で活躍してきただけあって、終末期の場にあっても、彼はいつも周囲への気遣いを忘れず、スマートかつ穏やかな調子を崩すことがありませんでした。

入院したあとも、まるで周りに遠慮するかのように、静かに淡々と過ごしていました。息を潜めるように、病室の一室で彼は最後の生活を送っていたのです。

「大丈夫ですよ。それで……生きる意味、ですね」

「そうです」

「生きる意味が気になったのはどうしてですか？」

彼は時間が止まったかのように、私をじっと見つめました。そして口を開きました。

「僕の愚痴に先生、付き合ってください。先生、僕が営業の仕事をしていたのは知っていますよね？」

「ええ。聞いていますよ。敏腕営業マンだったんですよね」

「言われるほどではありません。でもおかげさまで、たくさんの方にお世話になって、会社の中でもよく表彰されていたことは事実です」

「そうだったんですね」

「もう朝から晩まで仕事でした。休日もないくらいに働いて。仕事でお付き合いのある人、私から物を買ってくれた人、そういう方たちとの時間もたくさん取ってきました。おかげさまで仕事は順調で、お客さんも増えて、どんどん新しいお客さんを紹介してくれて。まったく自慢ではないですが……もう自慢しても仕方ないしね……、ただ、ここのところは、ずっと会社でトップの成績だったんですよ。それで支店長になる話もきていたんです。最年少で、って。その矢先にこんなことになって」

「すごいんですね」

「すごかった、ですよ。だっていまはただの〝死ぬのを待っている人〟ですから」

「坪井さん……」

「いや、すみません、先生もそんなこと言われては困りますよね。いくら先生も仕事だからって、こんな僕の愚痴みたいなことばかり聞いていたら嫌になりますよね」

「そんなことはありません。まったくありませんよ。思う通り話してくださっていいですからね」

「それで話は戻ります。生きてきた意味って何なのかな、って」

「意味、ですか？」

「そう。たしかに僕は、いろいろ恵まれて仕事では成功してきたと思います。けれども先生、意味がわからないんです。生まれて、もう少しで死ぬ。これでよかったのかなって思うんですよね」

　彼は私をじっと見ると続けました。

「僕には子どももいますから、仕事だってうまくいった、子どもだっている、だから意味はあったんじゃないか、そう思われるかもしれません。先日も、そうやってある人に言われました。でも、そうではなくて、『僕自身』にとって、意味とは何なのか、それがわからないんです」

「なかなか難しいですね」

「いや、先生すみません。ただこうやって部屋に一人でいると、いろいろなことを考えるんです。勉強して、世間でいう〝いい大学〟にも入って、〝いい会社〟にも入れましたし、妻と出会って結婚もしました。かわいい息子もいます。お客さんのためにと、……でも一番は自分のためだったのかな、とにかくいいものを売るために全力で働いて。朝も昼も夜も休日もなく、飛び回って。……でも、こうやってものすごく静かな病室で、これまでの人生を振り返ると、僕って一体何だったのかなって思うんです。先生、僕は何で生まれてきたんでしょうね？」

原動力は「みんなに喜んでもらいたい」

そこで彼はひと息ついて、窓の向こう、青く広がる空を見ました。

「僕が死んでも、世界は回っていきますね。30何年、本当にあっという間でした。そこに何の意味があったのだろうって」

彼は嘆くように言いました。私はちょっと考えて尋ねました。

「仕事は楽しかったですか？」

「……そうですね。それは楽しかったですよ。みんなが天職だねって言ってくれました。いいものを売っているという自信があったのが何よりでしたけれども、やっぱり僕は、人に喜んでもらうのが好きだったと思うんです。結局、大学だって会社だって、いいところに入れば親が喜んでくれるかな、みんなが喜んでくれるかなって、何かそういうのが原動力としてあった気がします。高校と大学のときにしていたラクビーもそうです。団体競技じゃないですか、ラグビーって。先生は何かスポーツをしていたことはありますか？」

「僕はテニスです。ただソフトテニスってどちらかというとてもマイナーなやつですが」

「ああ、知ってます。テニスってどちらかというと個人競技の集合体のような気がしますね。もちろんダブルスとかはあるけれど。ラグビーは団体競技でした。みんなで一丸になってやってゆくという楽しさ、みんなで喜びを分かち合うってのが、とても好きだったんですよね」

少しだけはにかむように笑って、坪井さんは続けました。

「営業の仕事も……楽しかったですね。いいものを社会に広めるんだって思い、それでみんなが幸せになるならば、みんなが喜んでくれるのならば、……なにかそういうものが僕の心の原動力だったですね」

「それだとしたら、それが意味だった……とも言えるかもしれませんね」

「え？」

「坪井さんは、みんなに喜んでもらうのが好きだったんですよね？　そしてみんなを幸せにするのが希望だったんですよね？　だったら、それが坪井さんが生きている意味……と考えることもできますよね？」

「どうかな……それでもそれは『僕そのもの』の存在の意味と言えるんでしょうか。『僕そのもの』の生きた証と言えるんでしょうか」

彼は下を向いて何かを考えているようでした。しばらくの沈黙の後、彼は静かに言いました。

「それでも、たしかにそうかもしれませんね。正直、最近自分の人生を振り返って、いったいこの30数年は何だったんだろうって、そう思いました。あっという間だったし、何もできなかった気がします。先生、……うちの妻があまり来ないのわかります？」

坪井さんの奥さんは、たしかにあまり見かけませんでした。

「忙しいんですよね？」

「お恥ずかしい話ですが、妻とはぎくしゃくしていました。そして、いまもそれは払拭《ふっしょく》できていない……。当たり前だと思いますが、やはり妻には『なんで死ぬの？』という思いがあるんです。お互いさまなんです。僕は『幸せにする』って結婚したのに、自分のことばかりしていた。妻は勝ち気な性格だから、僕自身というよりは、僕自身の成し遂げることを見ている。だから僕が何も成し遂げられなくなったとき、妻も何かが壊れてしまったんです。最近は息子のことでいっぱいいっぱいで。それもいま僕が、これまでの人生がむなしかったと思う原因ではありました」

「そうだったんですね……」

「ええ。妻にも無言で責められているんです。『幸せにするんじゃなかったの？』『なんで私と子どもを残して死ぬの？』って。でもそれは僕も悪いんです。結局自分のことだけだったって気もするんです……」

坪井さんはうつむきました。私はかける言葉が見つからず、沈黙しました。

「ただ、さっき、先生が『人を幸せにしたかった』ことが意味だったんじゃないかっておっしゃってくれましたよね？　たしかに、仕事を頑張ったのは自分のためではありました。でも決して、自分のことばかり考えていたわけではありません」

「それはよくわかりますよ」

「そう、みんなに喜んでほしかった……みんなに幸せになってほしかった……。それが原動力だったんです」

彼はそう言ってうなずきました。私もそうだと思いました。真摯《しんし》に仕事に励んでいたのは、決して彼自身だけのためではなくて、もっと強い動機があったからだと私も感じたのです。

沈黙の時間が流れました。最後に彼は私の目を見据えてはっきり言いました。

「『これまで』が少しだけ見えた気がします。もしかすると、まだ意味はあるかもしれません。その意味をかみしめて、あとどれくらいかわからないですが、生きてみたいと思います」

〝いま〟を大切に生きる

その後も坪井さんは、病棟のスタッフたちとも、「意味」の話をよくしていました。スタッフも「意味」を問われて、最初はどきりとしましたが、自分たちも「意味」を考えるきっかけになっていったのです。

「意味」を考え尽くせば、人は必ず目の前に見える〝いま〟を大切に生きることを発見します。意味は遠くにあるものではありません、いまここにあるものなのです。

坪井さんの表情に、魅力的な笑顔が戻ってきました。

奥さんとも和解したのか、奥さんと息子さんの姿をよく見かけるようになりました。

「奥さん、最近よく来られるようになりましたね」

と私が声をかけると、彼は言いました。

「謝りました。すまなかったって。それで、僕はもうすぐ死ぬけれども、何か君と息子にしたいと思っているって伝えました」

奥さんもハッとしたそうです。「何かをしてあげなければ……」と思いながらも、どんどんやせ衰えてゆく坪井さんに、何をしてあげたらいいのかわからなかったのです。どう接していいかもわからず、足は次第に遠のきました。自分の求めてきた夢や思い描いていた希望が、坪井さんの病気で暗転したことも、複雑な気持ちにつながっていました。

けれども、「僕は何かできるかな?」そう昔と同じように穏やかな顔で尋ねる坪井さんの顔を見て気がついたそうです。

——私も、みんなで、何ができるかを考えたい。

自分と夫と息子で「何がいま、家族みんなのためにできるのか」と突き詰めてみることの大切さに気がついたのです。

「私は求めてばかりでした」

奥さんは言います。

「夫に『できることはないかい』と申し訳なさそうに言われて……私は反省しました。残り少ない時間の彼にこんなことを言わせていいのかって……。夫は、私たちのために頑張ってくれました。私たちにとっては『意味』があったんです」

私は奥さんに伝えました。

「それを坪井さんに伝えてあげてください」

後日、坪井さんは奥さんからそれを伝えられて男泣きしたのでした。

――本当によかった。

私は思いました。一生懸命生きている人が、必ずしも報われるとは限らない世の中で、坪井さんや奥さんのような方が報われなくてどうすると感じたからです。

坪井さんはその後1カ月くらいで亡くなりました。

調子のいいときは、奥さんや息子さんと外出し、家族水入らずの時間を過ごしました。動物園にも行きました。渾身の力を振り絞って、キリンの前で息子の慎司くんを肩車しました（奥さんが止めても坪井さんは聞かなかったそうです）。遊園地にも行きました。さすがにジェットコースターは乗れませんでしたが、観覧車で慎司くんはとてもはしゃいで、その姿を坪井さんはとてもうれしそうに見ていたそうです。

その後急激に状態が悪化し、眠っている時間が増えました。奥さんと息子さんは、死の床の坪井さんのそばにい続けました。

いよいよ最後の呼吸……顎《あご》を上げる呼吸である下顎《かがく》呼吸になったとき、奥さんはしっかりと慎司くんの手を握って優しく言いました。

「お父さんに、ありがとうって言ってあげて。ほら、聞こえるように」

息子さんは奥さんの顔を見て、その後じっと坪井さんの顔を見て、小さく、しかしはっきりと言ったのです。

「お父さん、ありがとう……」

もう既に安らかなお顔でしたが、なぜか下顎《かがく》呼吸にうなずきが混ざったかのようにも見えたのです。

あの日のあと、もう坪井さんが私に「意味」を聞くことはありませんでした。彼なりに、きっと意味を見つけたのだと思います。

終末期になると、しばしば人は生きてきた意味を問います。

それが見つかる場合もあれば、見つからない場合もあります。しかし、私は終末期の方は見つけやすいのではないかとも思うのです。それは過去を真剣に振り返るからです。

自分に求められていることは何か、あるいは自分ができることは何か、そして自分を満たしてくれるものは何か、それを考え手探りで進んでいきながら、最後にはっきりと見えるものが「意味」なのではないかと思うのです。

いずれにせよ、人生の「意味」は人それぞれでしょう。そしてそれは、自分で見出すものであって、誰かから教えられるものではないのです。また、究極的には、自らが与えるものであって、誰かから与えられるものではないのです。

坪井さんは、〝人を幸せにしたいと思って生きてきた〟という意味を再発見しました。そしてその幸せにしたい最重要な対象として、奥さんと慎司くんがいたことを見つけたのです。その「意味」は、坪井さん自身が、自らに与えたものだったのです。

自分とは何か、生きる意味とは何か、正答はありません。しかしいつか答えは見つかると思います。だから探すことに汲々としないで、じっくり、ゆっくり向き合ってほしいと思うのです。

習慣3

負の感情にふりまわされない

人生、無理して楽しまなくてもいい

誰もお見舞いに来てくれず孤独に亡くなっていった方たち、手塩にかけて育てた子どもたちが介護を押し付け合った高齢の女性、大好きな息子にはほとんど構ってもらえなかったばかりか期待していた娘にまで冷たくされてしまった女性……。私はそういった「果て」をたくさん見てきました。なかなか思うようにはなりません。

人生に対する向き合い方はさまざまです。

最大の幸せ、最大の楽しみを求めるという方もいるでしょう。それはそれで素晴らしいことだと思います。

しかし、私はあえてこう言いたいと思います。人生は楽しまなくてもいい、と。

「人生、楽しまなきゃ損」「楽しいのが人生のはずだ」と気負って自分にプレッシャーをかけると、かえって楽しめないことにつながるかもしれません。

72歳で逝った、テレビドラマ『水戸黄門』などで活躍された、俳優の入川保則さんの言葉が脳裏に響きます。

「もともと苦しいものを、楽しいものに変えていく過程こそが人生なんだ」

私もまったく同感です。年を重ねると、だんだん心から楽しいと思える機会が減っていきます。あるいは、楽しいと思える感性がにぶくなってしまっているのかもしれません。

そこを無理して楽しまなくてもいいと思うのです。世の中がみんな楽しく、人生を謳歌《おうか》していると考えるのは間違いのもとです。悩みがない人なんていません。誰もが大なり小なり悩みを抱えているものです。私がこれまで接してきた多くの方も、ほぼ皆さんそうでした。そんなものだと思えば、苦しさは減るものです。

不幸続きの人生はありませんし、残念ながら、幸せばかりの人生もないものです。

負の感情でいっぱいだった斉藤さん

斉藤さんは60代の女性、大腸がんの患者さんでした。彼女には不満がたくさんありました。

まず、大腸がんの初期症状があったとき、彼女は家族にそれを相談しましたが、ご主人も娘さんも「気のせいだろう」「大丈夫、大丈夫」と言って取り合ってくれず、おかげで発見が遅れてしまったと彼女は言います。

次に、彼女の話によると、担当している主治医が冷たい、ということでした。ぶっきらぼうで、「治りはしませんからね」と言い、症状がつらいと訴えても、それに耳を傾けてくれなかったのだそうです。おかげで苦痛な症状に耐えねばならなかったそうです。病気が悪くなっても、夫は「頑張れ」しか言わない、「もっとしっかりやらなくちゃ」と厳しく言われもする、とのこと。娘さんも、あまりお見舞いに来てくれないし、大好きなお孫さんも連れてこようとしない。お婿さんとは、元々あまりソリが合わないということでした。

病室に行くと、彼女はいつもため息をついています。

「先生には言ってもわからないかもしれませんが、うちはひどいもんですよ。そればっかりではなくて、あまり私は人から親切にされません」

「以前、入院でいっしょになった岡谷さんを先生知ってますか？　彼女なんかいつもご主人が献身的に介護してくれていますし、お孫ちゃんたちもよくお見舞いに来ていて感心ですよね。それに比べてうちときたら……」

「なんで先生、あの主治医の先生はああなんですか？　本当に感じが悪いです。未だに私の苦しさを放置したことが許せません」

「この間知り合った患者さんはとても明るかったですね。やっぱりがんじゃないからかしらね。本当にひどい病気になったもんだわ」

「この病室も、皆さん楽しそうに生活されていて。がんでも、いいがんと悪いがんがあるのかしらね。私のは不幸ながんよね」

抑えきれない複雑な気持ちがあふれてきます。

私も傾聴しながら、必ずしも斉藤さんには悪条件がそろっているわけではないことをうまく伝えようとするのですが、そのたびに言われてしまいます。

「そんなことないわよ。私が一番不幸なのよ」

ご主人が来院します。病室から出てくるご主人の顔は険しいものです。

「ああ……先生」

「大丈夫ですか?」

「まあ仕方ないですよ。お恥ずかしいですがね、今日に始まったことではありませんからね」

目を伏せて、彼はつぶやきながら去って行きました。

「まったく何の感謝もない」

日々こういった負の感情を聴いているスタッフも大変です。そんな負の感情にのみこまれてしまうスタッフも出てきます。

また斉藤さんのように、家族に対しても毎回負の感情をぶつけてしまう方の場合、ご家族もどんどんつらくなってきます。

「私はなぜこんな話を聞かなくてはいけないのか」となって、疲弊してしまうのです。不平を度を越して言う人は、そのことで誤解されたり、誰かを傷つけてしまい、より疎遠な対応を取られてしまうということもあります。

だから、負の感情は制御したほうがいいのです。

まず、自分の中でルールを設けることが、感情の暴走から自らを救うことになります。

たとえば、「今日は申し訳ないけれども、少し自分の愚痴を言わせてもらっていいですか」と断りを入れる。話す相手は厳選して、しかも毎回同じ人にはしない。否定的な言葉は話しているうちにエスカレートしがちなので、時間を区切る。ここまでは話す、これ以上は避けるという枠組みを設定するなど、さまざまな制限を設けるなどの方法が考えられます。

負の感情は垂れ流すのでは、いつまでたってもなくなることはありません。一定量を放出した残りは、自分の心の中で溶かす気持ちで対処するのがいいでしょう。

数千におよぶ人生を拝見していると、皆さん同じように、幸せと不幸が混在しているように見受けられます。興味深いのは、とても幸せな人生を送ってきたかに見える方が、「私は不幸だ」と繰り返したりします。一方で、これ以上過酷な人生もないだろうと思える方が、「私は幸せでした」と穏やかな笑みを浮かべたりもします。

幸せかどうかは、本人がどう思うか、ということです。結局、どう心が感じるか、ということなのでしょう。幸せかどうかは、心がどう思うかに尽きる、とすら感じます。

人生とは、不公平なものです。

ごくまれに、何もかも持っているような人がいますが、それでも「すべてを持っている」わけではありません。すべてのように見えるのは、そう見せるのがうまい場合だってあります。

むしろそういう〝隣の青い芝生〟は、記憶に残りやすいだけで、多くの人は普通であり、それでいいのです。

やや青い芝生もあれば、緑が薄いのやはげているのもあるでしょう。踏まれやすいものもあれば、踏まれにくいものもあるに違いありません。

しかしこの人生という芝生は、残念ながら植え替えることはできないので、自分の芝生で生きていくしかありません。それでも、できることはいろいろあります。自らの芝生を愛するしかない、いや愛したほうがいいというのは言うまでもないことでしょう。

何が斉藤さんの心を変えたのか

斉藤さんの娘さんと話をしたときのことです。

「そんな話をしていたんですか！」

娘さんは一瞬声を大きくし、その後はっとしたような表情で、声を下げました。

「すみません。先生、それは……申し訳ないですが、嘘ばかりですよ」

娘さんが語る斉藤さんの姿はこうでした。

「元々感情の起伏が激しい人なんです。怒ったり、泣いたり、私でも付き合いきれないことがあるんです。主治医の先生のことも最初はいいって言ってたのに、何か気に入らないことがあったんでしょうね。『損をしてる』って思いが消えないようなんです。『なんで私ばっかりがこんな目に！』って。だからそういうことには敏感に反応するんですよね。それにしても、うちの夫のことまでそんな風に言っていたとは……。うちの夫は母思いですよ。私がこうやって見舞いに来るときでも、くも膜下出血の後遺症で寝たきりの義母と、子どもの面倒を見てくれていますし。そのおかげでこうやって来れるんです……」

一人の話を聞いただけでは、全体像は決して見えない――医療現場で痛感したのがこのことです。いろいろな立場の人から話を聞いてみないと、本当のところはわかりません。人の話を疑うということではありません。きっちりと受け止めます。しかしそれだけを信じると、大切なことを見過ごしてしまいます。

ある現場では、余命が数日で相当な苦しみがあったにもかかわらず、40代後半の患者さんを薬で眠らせることに、20代の娘さんが同意しませんでした。

するとそこのスタッフは、陰で娘さんのことをこう言いました。

「母のことを何だと思っているんだ！」「ひどい娘だ」「幼いからそうなんだ」……。

あらためて、苦しんでいる患者さん本人に聴いてみると、はっきり答えたのです。

「先生、私はつらくても眠らないで最後まで生きます。眠らないで、最後まで娘と言葉を交わしたいのです。言葉が出ないくらい苦しんでも……、それが私からの言葉です。それを見せて娘には強く生きるという私からの最後の言葉を聴いてほしいんです。娘はまだ若いです。これからつらいこともたくさんあるでしょう。そんなときに乗り越えていかねばならない。だから私は、最後まで娘にこの頑張る姿を見せたいのです……」

苦しい息の下で、その方は明確に意思を表示していました。

斉藤さんの場合も、複数の方から話を聞くことで、問題は見えてきました。とにかく斉藤さんはいまの状況をつらく感じているのです。これをどうしたらいいのか、です。

「人は、つらい感情を楽しさの2倍感じる」といわれます。

私たちは、斉藤さんの心に巣食う、大きな負の感情に何かできることはないかと考え臨みました。

スタッフの献身的な看護と傾聴に、彼女自身の変化が相まって、笑顔が戻るようになりました。興味深いもので、彼女の心の内が変化すると、言葉も角が取れてきます。

そして、表情が見違えるようになったのです。まるで憑《つ》き物が落ちたかのように、いっそう素敵な笑顔が見られるようになったのです。

また、彼女自身に学びを与えたのは、ある種彼女の〝悪口仲間〟だった中川さんの死でした。中川さんと斉藤さんとは病気が同じで、またその境遇も似ていたこともあって、格好の愚痴仲間でした。

とはいえ、愚痴を言えば言うほど楽になるわけでは決してありません。全部を一気に出しても、また深い闇の井戸からすぐに湧き出てしまいます。中川さんとも愚痴を言い合ってもあまり楽にはなれない、そんな関係でありました。

その中川さんが急変して、亡くなりました。斉藤さんはとてもショックを受けました。しばらく食事を取れない日々がありました。

ある日、斉藤さんは私を見つけると言いました。

「先生、……恥ずかしいけれども、気がついたことがあるんです」

「気がついたこと？」

「中川さん、最期まで愚痴ばかりで、私はかわいそうだって思いました。中川さんの姿を見て、もし自分が中川さんのように最期まで……だったらと。それでいけないって思ったんです。誰だって苦しい。だからもう愚痴は言わないことにします。私には世話をしてくれる夫もいる。娘だって娘なりに私のことを考えてくれていると思います」

「そうやってご家族のことを思われるのは素晴らしいことだと思いますよ」

「先生、何か目が覚めた気がします。もう愚痴は言いません」

「うーん、どうでしょうか？　あまりそうやって極端にやると、また溜まってしまうかもしれません。ほどほどが一番ですよ、多分」

負の感情をまったく抱かないようにしよう——そんなことは無理です。むりやり抑えこもうとすると、逆に反動を招いてしまうのです。ネガティブ・リバウンド、私はそう呼んでいます。

誰でも、ときには負の感情を抱くことがあります。その処理が上手にできるようになればいいのです。1／4〜1／3は聴いてくれる人に出す。けれども残りは、心の中に光を当てて溶かす。

「心の部屋」をこまめに換気し、掃除していれば、明るく保ち続けることもできるでしょう。部屋を閉ざしていると、空気がよどんでしまうものです。ネガティブ・リバウンドしないように、ネガティブな思いを賢くやせさせないといけません。

負の感情をゼロにするなんて無理。だから……

「それでもまだまだ、いろいろ悩みはあるんですよね……」

斉藤さんの言葉に私はぎくりとしながらも笑顔で言いました。

「もちろん……いつでも言ってください。大丈夫ですよ」

「そうですか。それでは遠慮なく」

彼女も笑顔でした。以前のような険のある顔、刺《とげ》を感じる言葉ではなかったのです。つらさを訴えるときのお顔も、前とは異なったものではありました。

「先生、楽しくないんですよ」

「楽しくない？」

「そう、もう自分が長くないってことははっきりわかりました。だから怒ったり、泣いたり、憎んだり、うらやんだり、そういうことはもうやめようって思いました。元気なときから、そういうふうに思えていたらって後悔はありますね。そんな嫌な感情と何十年も生きてきてしまったって悔いです。ただ……もうこれはしょうがないですね。過去は取り返しがつかないんだから。ただそうやって、嫌な感情に振り回されていた自分は馬鹿だったと思いますが、いまこうして日々を過ごしていて、楽しくはないのは事実です。この楽しくない現実に、私はどう向き合ったらいいんでしょうか？」

「……難問ですね」

「先生はどう思いますか……？」

「……楽しくなくてもいいのではないでしょうか」

「楽しくなくてもいい？」

「斉藤さんはいま、数十年、嫌な感情に振り回されてきたっておっしゃいました。でもそれより前はどうでしたか？」

「それより前?」

「きっと自然に楽しめていた頃があったのではないでしょうか? 自然に心から笑えていた頃が。私も最近、それは何か特権のような気がしています、若さの。でもいつかそんな気持ちが減ってしまって、無理に楽しまなければ笑えなくなってしまう」

「……」

「自ずと笑えなくなるのは、仕方ないところもあるのだと思います。それもまた年輪を重ねるということなのだと思うんですよね。だから、何と言えばいいのでしょうか、無理して楽しくしようとしても疲れてしまいます。いっそそれなら無理しないほうがいい。自然に楽しい瞬間がくるのを待つ。それも力を込めて『待つぞ!』ってのじゃなくて、日々の生活を普通にこなしてゆく中で〝楽しい期〟を待つ……と」

「楽しい期を待つ?」

「そうです。楽しくなくてもいいじゃないですか。それでも楽しいことはまたきっとあるかもしれない。そんな楽しくもない日々を堪能すればいいのだと思います」

「ははは」

斉藤さんは突然笑い始めました。

「楽しくなくていいなんて、そんなことあるのかしら？」

「ははは。でも人生なんて、そんなものじゃないですか？」

「ははは、おかしい。先生答えになってないですよ！」

そう言いながら、斉藤さんはコロコロとよく響く声で笑いました。

そう、こんなひとときこそ、私たちがときおり失ってしまう「かつての楽しかったとき」なのかもしれない。そう思いながら、私も自然と笑いがこみ上げてきたのです。


怒ったり、憎んだり、うらやんだりなどの負の気持ちに囚《とら》われ続けることは、人生の質を低下させてしまうかもしれませんが、それらの気持ちは人である以上、必ず浮かんでくるものでしょう。

けれども、それらにふりまわされてしまっては、せっかくの人生がもったいない。それが終末期の方の視点であり、私もそんな後悔の言葉を聴いてきました。

負の気持ちと上手に付き合うことが、よりよい人生のためには必要です。それは無理に抑えることでも、暴発させることでもなく、少しずつ出しながら、上手に自分の中で消化することでしょう。

また人生の中には、喜びや楽しみが薄れる時期もあるかもしれません。年を重ねれば、さまざまな限界を感じ、過度な喜びも失われるかもしれません。

けれども、日々の生活の中に、ささやかな楽しさや喜びは必ずあるはずです。しかし、それをしゃにむに見つけようとすることも、肩肘を張ることになってしまいますから、「常に幸せや喜びを感じやすい」感性を持って日々を過ごすのがいいでしょう。

悲しみを経験することで、喜びもまた深く大きなものになるでしょう。失敗の悔いがなければ、成功のありがたさを真に知ることがないかもしれません。私たちは負の感情を持つがゆえに、明日をよりよく生きようとする気持ちが生まれます。また究極的には、どんな環境でも「幸せだ」と感じられる心があれば、明日の苦難など怖くはないのです。

逝った方たちが短い余命を前にしても「幸せ」を告げて旅立たれたように、それは本来誰にも備わっている力なのです。その力を大いに育てたいものです。

習慣 4

身近な人こそ大切にする

強い光のそばでは、弱い光は見えない

ゆいまーる。

沖縄に講演に呼んでもらったとき、私はその言葉を知りました。沖縄の言葉です。ゆいは「結」で、共同・協働のこと。「まーる」が順番。ゆいまーるとは、農作業や家屋の建築、冠婚葬祭などにおける「相互扶助」を順番に行ってゆくことです。

日本の〝最果ての島〟の1つである沖縄県の波照間島《はてるまじま》では、このゆいまーるによるさとうきびの収穫が、いまでも行われています。

私はそこで日没を見届け、宿の夕飯を食べ、星空観測に向かいます。

波照間島の夜は真っ暗です。その空には、月が雲に隠れながらも白々と光を放っていました。月は出ていても、身体が吸い込まれそうな深い闇です。

この日、私は地元の男性からこう聞いていました。

「南十字星？　見えないかもしれないね。今日はだって月が満ちてきているでしょう？　月の光が強いとなかなか見えないですよ」

この島は、もっとも日本で南十字星に近い島。この季節は真夜中頃、空の低い位置に見られます。

「え？　月が出ていると見えにくいんですか？」

私が問うと、彼は笑いました。

「当然だよ。ちゃんと月も調べて来なきゃ。旅人はそこらへんを調べないで来るから、『見られなかった』ってなっちゃうんだよ。満月だとかなり厳しいね。今日くらいだと……どうかな」

島の端に立ち、吹き続ける風を全身に浴びながら南十字星を待つのですが、ときおり輝く月の光が明るくて、また水平線近くの雲が多くて、なかなかそれは見つかりません。

月の光が明るければ、星は見えない。けれども月の光が弱まれば、星が綺麗に見え始める。そんなことを思いながら、私はある患者さんのことを思い出しました。

加納さんの笑顔の裏に隠された、むなしさ

加納さんは40代後半女性の末期がんの患者さんでした。

幸いにして医療用麻薬がよく効いて、痛みは軽減しました。細く色白な顔で、彼女は私たちへの謝意を表しました。

「早くよくなって退院したいですね」

静かな声で彼女は言いました。けれども、実際にはもう既にがんに対する治療はできない状況でした。これから主治医がそれを伝え、彼女の望むような場所で時間を過ごせるように、と動いていく途上だったのです。

彼女には、ご主人と三人のお子さんがいました。三人のお子さんの一番上は10代の前半で、下は小学校に入ったばかりです。

お子さんの話をするとき、彼女は本当に楽しそうでした。自分が病気になってからは家事も一生懸命手伝ってくれていること。「お母さん大丈夫？」と、小学校に入ったばかりの末っ子も、気遣いの言葉をかけてくれること。そんな話をしてくれました。

「早く帰ってあげなくちゃね」

そのときは語気に力がこもりました。

「加納さんのご主人はどんな方なんですか？」

笑顔で話していた加納さんの表情が曇ります。

「夫……ですか」

しばらくの沈黙のあと、深い溜息をついて、彼女は言いました。

「あまりこういう話をするのもなんですが……夫とは不仲なんです。夫は仕事ばかりで、これまで私をほとんど気にかけてくれるということがありませんでした。いつも仕事、仕事。何か困ったことがあって相談しても、それは君が判断してやってくれって……。私は子ども三人の世話で大変でした。そしてこうやって病気になっても、夫は何も変わりません。口を開けばお互いけんかばかりです」

悲しそうな顔を浮かべて、加納さんは言いました。

「そうだったんですね……」

「正直、私がこんな大変な病気になって、夫も変わるかな、私たちの関係も変わるかな、と期待した時期もありました。でもそれは裏切られました。もう言っても無駄なので、何も言わないんです。表面上は淡々とお互い生活しています。もし不満を言えば、またぶつかるのがわかっているから……。そういう生活に、もう疲れてしまったんです。昔はいい人だったんです。だから結婚しました。ただ、夫も仕事が忙しくなり、私も子育てで精一杯……。すっかり溝が開いてしまいました」

加納さんは窓の外、遠くを見て、最後はつぶやくようにそう言ったのです。

「そうでしたか……。ご主人も、加納さんも忙しかったんですね」

「あっ、先生すみません。私たちの複雑な事情を聞かせてしまって。でも私には子どもたちがいてくれますから。子どもたちは私の宝です。だから長生きしなくちゃ……。子どもが成人するまでは生きたいですね。それが母親である私の務めだと思うから」

心の中の暗い影を振り払うように、彼女は明るく振る舞いました。けれども、彼女の心の奥底にはあるむなしさが位置を占めていることと、言葉とは裏腹に、何かを求めていることがかすかに感じ取られたのです。

告知、そのとき本人は

そんな彼女に、真実が伝えられる日がやってきました。

説明を聞いた彼女は、大きなショックを受けました。隣で聞いていたご主人も、硬い表情のまま口をきっと結んでいました。奥さんの状態が悪いことは知っていたものの、想像以上で、その後も茫然自失としたようでした。

時間をあけて彼女の部屋に行きました。

「あっ、先生……」

元々やせている身体が、さらに一回り小さくなったかのようでした。

「何も感じ取っていなかったと言えば嘘になりますね」

泣きはらした赤いまぶたでした。

「でも、以前この病院で知り合って、同じ病気で亡くなったお友だちも最後はこうでしたものね……。だからわからなかったかと言えば、どこかでわかっていたのかもしれません。ただ……」

「ただ……？」

「子どもたちのことが……」

彼女は声を押し殺して、大部屋の中で気取られないように肩を震わせて泣きました。

世の中は理不尽なものです。生きたい人が生きられない。死にたいと言っている人もなかなか死ねない。

最期の日がいつか、どのようにやってくるのか、人はほとんど選べません。準備はできても完全ではないのです。

唇を噛み、手を握り締めている私に、加納さんが小さな声で話します。

「でも……夫、変わりませんでしたね」

「変わりませんでしたか？」

「ええ。そうです。冷静でした。先生にも『それなら私たちは、どうしたらいいんですか？』

って、声の調子を変えないで聞いていましたね。だから、やはり私のことはどうでもいいのかなって思ってしまったんです」

「そうなんでしょうか？」

「私にはわかります。そうなんですよ。ただ仕方ないんです。夫との関係はもう終わったようなものですから。私の居場所は既に夫の中にないんです。元々そうでしたから」

しかし私はご主人の様子を見て、必ずしもそうとは言えないのではないか、という予感がありました。

言葉にしてこそ、はじめて伝わる

「先生！」

数日後、加納さんが私を呼び止めました。

「夫が……」

息が弾んでいます。

「どうしましたか？　ご主人が」

声もいつもよりも明るい響きを帯びています。

加納さんの話はこうでした。

現状の説明があった数日後、加納さんは病棟のラウンジで、ご主人とお話をされたそうです。そこでご主人は深々と頭を下げたそうです。

「いままですまなかったね……」

「え？」

「ずっと……謝らなくちゃいけないと思っていたんだ。でも、口を開けばお互いを罵《ののし》って……。馬鹿だったと思う。なんで意地を張っていたのかなって思うんだ。いつの間にか、君とこうやって話し合うことさえできなくなってしまっていた。腹を割って話し合うことが怖くなってしまっていたんだ」

「……」

「君とぎくしゃくして、仕事以外に道を見つけられずにきた。必要以上に仕事に打ち込むことで、家庭でのつらさを忘れようとしたんだ。せっかく出会って、結婚したのに、なぜお互いに憎みあったりしなければならなかったのか……。それが無性につらかったんだ。でも……君がこれだけ重い病気になって、いまも頑張っているということが、ようやくわかった」

「もう遅いわよ」

「そうかもしれない。君がいなくなってしまって、僕が子どもたちと生きていかなければならない。それを考えたとき、一体どうしたらいいんだ、そう思ったんだ。君なしの人生はありえない。なのに……。有希、いっしょに考えてくれないか？　僕が悪かった。だから有希、どうしたいのか言ってくれ。僕ができることはするから」

「あなた……」

加納さんは目を伏せました。しかし加納さんにも言いたいことがあったのです。

「誠一、ごめんなさい。私も……謝らないといけないわ。私も意地ばかり張っていたと思う。縁があって、こうやって結婚して、かわいい子どもたちもできたわ。本当に不安だった。妊娠したときも、つわりで苦しかったときも、子どもが病気になったときも、私は一人でやってきたと思う。ただ、不安だった。そして孤独だった。いつの間にか、あなたと何も話せなくなっていた。私は……どうしたらいいんだろ？　……わからない。入院しながら考えてもいい？」

ご主人は穏やかに言いました。

「本当にごめんな。ただ有希、介護申請も、もうしておいた。子どもたちも待ってる。子どもたちにも僕から、君が大変な病気を患っているということは昨日話しておいたよ。みんな、しっかりと聞いていたよ。美咲は泣いていたけれども、香菜がちゃんと慰めてあげてた。お姉さんなんだな。でもそのあと、僕が一人で酒を飲んでいると『お父さん、もう少しそばにいていい？』って……。わかるんだろうな、君が……ってことが。だから心細かったんだと思う。でも今朝、香菜と翔太と美咲に食卓で言われたんだ。『お母さんといっしょに暮らしたい』『お手伝いでもなんでもします』『いい子にします』ってな。とくに翔太は香菜と美咲の肩をしっかり抱いてな、男の子っぽかったぞ。あんなに泣き虫で、香菜に泣かされたりしていたのにな。そんな三人を見ていて、君の育て方がやっぱりよかったんだと痛感したよ。君は素晴らしい母親だよ。僕は失格さ。……ただ、まだ終わったわけじゃあない。有希、いい夫婦になろうな。これから始めような！　いっしょの時間を過ごそう」

言葉になりませんでした。加納さんは泣き崩れました。ご主人の温かさがうれしかったのです。それと同時に、なぜこうした時間が、自分が死病になる前に持てなかったのか……。その悔しさも込み上げてきました。うれしくて、うれしくて、そして悔しくて、泣いたのです。

加納さんの決意

数日後、加納さんは、正式に家で最期まで過ごしたいことを主治医に告げました。最期まで家族といっしょに過ごしたいと願ったのです。これまでは伏し目がちで、悲しそうな表情をしていることが多かったのが、目には力と輝きが戻り、背筋もきちんと張って何か自信のようなものさえ感じさせたのです。

退院の前、加納さんは看護師と散歩をしました。看護師に、彼女はこう語ったのです。

「本当にいろいろなことがありました。皆さん、ありがとうございました」

「いままでは……主人との間は本当にぎすぎすしていました。何かお互いにすり減って、疲れてしまっていました」

「主人に好きだなんて言ったことは、ずっとなかったです。病気になって、このような状況になって、初めてこんなに他人である主人を好きなんだ、大切なんだと気づくことができました」

「いまさらだけれども、子どもたちにも、お父さんはすごい人なんだよって伝えるようにしています。健康なときには……普通のことがとても幸せなことだって、気づきませんでした。きっと……きっと……、もっと早くそれを知っていれば、もっと幸せになれたのに」

目を細めて空を見つめて足を止めた加納さんの肩に、看護師は優しく手を添えました。

「ありがとう」

肩の震えは止まりました。看護師は手を通して、加納さんに新しい力が漲《みなぎ》るのを感じたのです。

「娘はこれから思春期だし、もっとそばにいてあげたい。あとどれだけいられるかわからないけど、子どもたちのそばにいたい」

数カ月後、予想よりも期間を大きく上回って、「加納さんが穏やかにおうちで亡くなった」と、私たちは連絡を受けました。

ご主人は献身的に介護されたそうです。三人のお子さんも、素晴らしい支え方であったと聞きました。

加納さんは、ご主人と笑い合い、お子さんたちにも伝えたいことを伝え、自らの死後にご主人とお子さんたちがしっかりやっていけるように一切を指示し、すべての準備を終えられて逝かれたそうです。彼女の抱えていた〝心の負債〟は、完済したうえに、むしろプラスが積み上がったことでしょう。

本当に穏やかな死に顔だったと聞いて、私たちは安堵しました。

些細な行き違いが積み重なって、心が離れてしまうのは、残念ながら人の世界の現実でもあります。ときに努力して努力して、あがいてもあがいても、誰かとの関係が離れてしまうのは、しかたのないことです。

加納さんとご主人も、心ならずも、関係は開いてしまいました。そして近づこうとして、お互いを傷つけあってもしまいました。

けれども、加納さんがいなくなることを、ご自身とご主人が悟ったとき、お互いがお互いにとってじつはかけがえのない存在であったと気がついたのです。月と星は見え隠れしつつも同じ空を照らしていたのです。

私たちは、身近なものほどなかなか大切にできません。

いっしょにいることに慣れてしまった人たちの言葉には、つい「わかってる」「言われなくてもわかってるよ」と、軽く反応してしまうかもしれません。ただ、それが最後の言葉になるかもしれないのです。そればかりではなくて、じつは大切なサインを見逃し続けてしまうこともあるかもしれません。

とはいえ、毎日真剣に身近な人の話を聴くのは難しいかもしれません。折に触れ、あるいは相手が真剣に接してきたときには、しっかりと受け止めてあげてほしいのです。身近な方を大切にしてあげてほしいのです。

私たちは大切な方を支えようとするときに、困っているその気持ちをたずねようとせず、頑張れ、と叱咤激励の形をとって、自分の思いをときに押しつける傾向があります。

「ご飯をもっと食べなさい」と終末期の親を叱咤激励する、「もっと頑張らなくちゃ」と終末期の配偶者を叱咤激励する、悲しいくらい見かけることです。

患者さん本人は「もう頑張れない」「ひと言よく頑張っているねと言ってほしい」と泣いているかもしれないのです。

身近な人が、いま何を考え、何に困り、何を望んでいるのか。

それをしっかり掴《つか》みとることです。

そして「これが本当に最後」だと思えば、多くが和解できるのです。加納さんとご主人のように。

近しい人ほど大切にするのが難しいかもしれませんが、だからこそそれはとても貴重なことであるのです。

✿宝物はいつも身近なところにある

月が明るければ、星は見えない。しかし月が光を失っているときは、星は輝く。

苦境に陥らなければ、星が輝いていることにも気がつかないのかもしれません。順風満帆のときは、星など意識しない、もっと強い光が照らしているからです。

しかし、月が欠け、あるいは雲が月を隠したならば。すると私たちは星が輝いていることを知るのです。

加納さんは、彼女の4つの星を見つけました。地平線の下に沈んでいるように思っていたけれども、本当はちゃんと輝いていたひときわ大きな光のご主人、小さいけれども若々しい光を放つ3つの星。

私が再び地平線を見つめたそのとき、厚い雲間にぽっかり穴が空いて、南の低い空、その星が姿を現したのです。

「南十字星！」

それは綺麗な十字を描いて、そこにありました。4つの星が強い風に瞬きながらも、確かな光を湛えています。

「加納さん」

南の十字の中心に、まるで彼女が微笑んだ気が、私はしたのです。

私は終末期に逝かれる方とご家族がこれまでの葛藤を乗り越える姿を数多く見てきました。その結果として、家族は多くの場合、わかり合うことができると私はそう思っています。

それまでの経緯の中で、お互いが疲れ、本気でぶつかってみようとする気力や勇気がなくなってしまっていることもあるでしょう。けれども、いつか家族も終わる、そのことを思えばできないことはないと思います。宝物は、身近なところにあるのです。私たちはそれを決して忘れてはいけないでしょう。

習慣 5

自分の幸せと大切な人の幸せをすり合わせる

食い違う岸谷さんと奥さんの望み

岸谷さんはほとほと参っていました。

岸谷さんは80歳の男性です。年齢よりは若く見え、60代後半に見られることも多いといいます。染めていないのに黒髪で、肌もうす桃色で血色がよく、趣味も楽しんで生活していました。

半年くらい前から急に体重が減り始め、周囲は心配しましたが、本人は〝どこ吹く風〟でした。岸谷さんとしては、もし病気になったとしても年も年だしもう十分だ、そのように思っていたからです。

病院に行って余計に心配を増やすよりは、いまのままの生活を送って、ぽっくり逝くのが望みだったのです。

体重は減り続け、とうとう背中に鈍い痛みを自覚するようになりました。

「もう病院に行ったら？」

一回り以上年の離れた63歳の妻、美佐さんに促され、仕方なく病院に行きました。

結果は膵臓《すいぞう》がんのステージⅣ。がんはお腹の中に広がり、末期の状況でした。抗がん剤の治療を提案されましたが、岸谷さんはこれを断りました。

「抗がん剤で命が延びることはあるかもしれない。でも膵臓がんは抗がん剤でもなかなか厳しいと聞いています。だから私は、最後まで家で好き勝手して過ごします」

けらけらと笑いながら、岸谷さんは主治医に答えました。

「な?」

隣にいた美佐さんに同意を求めると、返事がありません。美佐さんは岸谷さんを無視して主治医に言いました。

「先生、治療してやってください。本人はこう言いますが、死んでもらっては困るんです。もっと頑張ってもらわないと」

岸谷さんは家族経営の会社の社長だったのです。息子さんがあとを継いではいましたが、脱サラして数年前に家を継いだばかり、まだ会社を任せられるほどの力がないと奥さんは踏んでいました。

「いやいや、勝一に任せればもう大丈夫だよ。いい機会じゃないか。いやね、先生、私も親父が死んだあと、頑張らなくちゃって思ったんですよ。それまでは無為に生きてきました。親父がいなくなったとき、初めてこれじゃいかんって思ったんですよ。背負うものが生まれたって言いますかね。そろそろ私も引退しようと思っていましたし、いい機会ですよ、ははは」

「笑いごとじゃありません！」

美佐さんの剣幕に、主治医も岸谷さんも驚きました。

「あなたは責任を放棄する気ですか？　いま死なれたら困ります。頑張ってください。何もしないなんて逃げですよ。しっかり病気と向き合って闘ってください。私たちもやれることはやりますから！」

「……先生、すみません。まあこいつはこう言っていますがね、大丈夫です。あと数カ月の命はあるでしょう？　だったらその間に全部会社のことは始末をつけます。息子に全部権限を渡せるようにやるから。なあ、もう静かにしておいてくれ。私はもう十分やったよ。そういう気で生きてきたんだからさ」

「そんなこと言われても納得できません！　それにあなたに死なれたら私だって嫌ですよ。ろくにいろんな所に行けてないじゃないですか。会社を引退して、そのあとに旅行とか好きなこととか、いろいろいっしょに楽しもうと思っていたのに。ひどいにもほどがあります。先生、本人の言うことなんてほうっておいて、どうか全力で治療してください。お願いします！」

美佐さんは深々と頭を下げたのです。

徐々に意見をすり合わせる

主治医も困りました。このようにご本人とご家族の意見が食い違うこと、これはじつはよくあります。ご本人が長く生きた、あるいは十分生きたという実感を持っているにもかかわらず、ご家族としてはまだ早い、いっしょの時間を十分に過ごせていないと思っている場合に出るものです。また、病気になる前に、あまりそのような話をしていなかったという共通点もあります。

相談しましたが岸谷さんの意思は固く、結局、治療をしないで最後までいくという方針になったのです。

当時、私は在宅医療を行う医療施設にいました。私たちは、彼の訪問診療をしてほしいと病院の主治医から紹介されました。

さっそく彼の家に行ってみると、岸谷さんは笑顔で私たちを迎えてくれました。

「ああ先生、はじめまして。岸谷と申します。ひとつ〝最期〟までよろしくお願いします」

ニコニコ笑いながら言うのです。部屋に入らせてもらって、診察し、いま困っているのは痛みだということを突き止めて、効く薬剤を処方しました。

「いやあ、ありがたいですね。こう言っちゃなんですがね、もうずいぶん昔です。50年くらい前かなあ。東京オリンピックより前ですよ。うちの父は胃がんで死んだんですが……、もうたいそう苦しんでねえ。なんにも治療なんてできませんでしたよ。最近は治療しなければ痛くないなんてお医者さんがいるみたいだけれども、まあ父はそんなことなくてかなり苦しんでね。七転八倒していましたよ。私はそうなるのだけは勘弁ですね。ハハハ。ひとつ先生よろしくお願いしますよ」

「おそらく痛み止めは効いて、少し楽になると思いますよ」

「ハハハ。そうでないと困ります。ハハハ」

そのとき、美佐さんが部屋に入ってきました。

「あっ、奥さまですか？　私、在宅医の……」

「先生！　夫を治してあげてください」

「……治す？」

「聞いてください！」

それからあとの話は、以前、主治医と岸谷さん、奥さんがやり取りしたものと同じだったことが、あとで主治医から話を聞いたときにわかりました。

「まあ、いいじゃないか……私の人生なんだから……」

美佐さんの迫力に押されて、岸谷さんの顔が曇ります。

「あなたはどこまでワンマン社長なんですか！」

美佐さんは、ひときわ顔をこわばらせると、足音を立てて部屋を出て行きました。

「いやあ……、先生、すみません。まあ彼女の言うことも間違いではない。悪気はないんで、許してやってください。あ、私のことで怒らせているのだから、私が悪いんですよ」

少し弱い苦笑で、彼は言いました。

「いえ、大丈夫ですよ。でも、奥さんは、いまの治療では納得がいかれていないということですか？」

「お恥ずかしい話で……」

その後、岸谷さんは静かに次のような話をしてくれました。

——もとより、自分は次に大病になったら、そのときは穏やかに最期を迎えたいというのがかねてからの思いだったこと。西行の歌、「願はくは花の下にて春死なん　そのきさらぎの望月のころ」のような死が自分の理想で、俗世にまみれた人生を過ごしてきた身としては最後にそれくらい清澄な死を迎えたいこと。

しかしながら、会社のことや、妻といっしょに過ごす時間をあまり取れなかったこともあり、妻は最初から「病気とは徹頭徹尾闘うべき」という意見であり、したがって、自分の一番の気がかりが「妻が私の病状を受け止めきれない」ことにあること。

だからこそ、妻には複数回の病状説明の機会を、主治医の先生から与えてもらったにもかかわらず「死んじゃだめ」などと頭ごなしに否定され、最近は「もっと頑張りなさい」といった叱咤激励がエスカレートするようになったこと。だるいなどと言おうものなら、「弱音を吐いている」「もっとリハビリをしなさい」などの発言が止まらない……。

「それはちょっとつらいですね……」

「とにかくいまは、自分の身体のことよりも妻のことです。さすがにいろいろな人たちを見てきて、私のような病気は、基本、助からないことはよくわかっています。だから、妻には申し訳ないんですが、私はこのまま家で過ごしたいと思っています。先生方のお助けを頂ければ幸いです」

「わかりました。きっと奥さまは奥さまで、つらい思いをされているのでしょうから、私たちは私たちで、奥さまのお気持ちも聴く時間を持つようにしますね」

「ああ、そうしてくれると、本当にありがたいです。本当にすみませんね。やっぱり、妻がつらそうなのが一番いけないです。もちろん、私が迷惑をかけているってのは、よくわかります。切なくていかんですね、これは。本当に先生、よろしくお願いします」

お辞儀をする岸谷さんを見て、私は何とかしなければ……そう思いました。

考えたのはとくに訪問看護師に依頼して、美佐さんの気持ちを聴いてもらうということでした。もちろん、私たちもそのような時間を取りました。訪問した際は必ず別室で美佐さんの話を聴く時間を設けたのです。

まだまだ息子さんの勝一さんには会社を背負うのは荷が重く、夫が必要であること。だいたい自分勝手に生きてきて、最後も自分勝手に決めてひどいということ。老後にもう少しいっしょに過ごせると思っていた、とくに夫は若々しかったから、私もまだ大丈夫と油断していた悔いがあること。……そんな思いをたくさん話されたのです。

一方で、状況から考えると、岸谷さんの決断は妥当でもあり、むしろご本人のおっしゃることも考えがないわけではなくて、了解できるところもたくさんあること、そしてまた岸谷さんの「身体が弱りつつあって、思うようには身体が動かないつらさ」や「美佐さんの気持ちを一番に心配しているのは間違いないこと」をお伝えしていきました。

❀夫は妻を思い、妻は夫を思いやる

あるとき、岸谷さんが息苦しさを訴えて私が緊急往診をし、処置をしていると美佐さんが入ってきました。

「あなた！」

ビクッと岸谷さんは身体を震わせました。身体が弱っていると、ちょっとした物音や呼びかけでも驚いてしまうことがあります。

最近は、美佐さんに「頑張りなさい！」と声をかけられるのも、少し恐れているような印象がありました。

「なんだよ……」

力なく言う岸谷さんに、とうとう美佐さんはこう言ってくれたのです。両腰に手を当てて、怖い顔ではありましたが、優しい声で。

「大丈夫？」

「えっ……何？」

「だから……大丈夫かって聞いているの」

「いや、先生がこの薬を使ってみてって言ってくれて、それを飲んだら、ちょっとよくなったよ」

「本当。……よかった」

「えっ……何？」

「だから！　よかったって」

「あ、そう……」

「あなた、無理はしなくていいからね」

「えっ……な」

言いかける岸谷さんを手で制する美佐さん。

「あなたのお耳は１００歳になっちゃいましたか？」

ベーッと舌を出す美佐さんの顔に、一瞬驚いた岸谷さんは、まるで息が苦しかったのを忘れるくらい大笑いしました。

「ハッハッ、ハー。いやいやそんなことはないよ。先生の薬で、耳まで聞こえるようになったようだよ」

「あんまりそういう作用はなさそうですけれども」

私が小声で言うと、今度はみんなで大笑いをする番でした。

またあるとき、それは訪問診療のあと、岸谷さんがつぶやくように言いました。

「妻が……最近ちょっと違うんです」

たしかに、私も美佐さんのちょっとした変化に気がついていました。

「最近……言わないんですよね、『頑張れ』『負けるな』って。……あきらめてくれたんでしょうか？」

上目づかいに尋ねる岸谷さんに、私はつい微笑んでしまいました。

「そうかもしれないですね。でもあきらめているのとは違う気もします」

「では……あきらめていない？」

二人して首をかしげました。もう少しで岸谷さんは亡くなる。そしてそれを岸谷さんも知っている。

「はい、来ましたよ」

そのとき、美佐さんがうしろから部屋に入ってきました。

「ああ！」

「あなた！　先生と一体何を話していたんですか！　まさか私のことじゃないでしょうね？」

「いや、美佐、何でもないよ」

「先生、そうですか？」

「ええ、そうのような気もするし、そうではない気もします」

「先生！」

岸谷さんが声を大きくします。

「先生」

柔らかな眼差しで、美佐さんが言います。

「私も考えました。私は主人にできるだけ長く生きてもらいたいと思っていました。でも、主人は、ほら、この調子。ちっとも長生きしようなんて思ってはいません。……だから、考えを改めました。死ぬのは主人です。私じゃない。……好きにさせてあげようと思います」

「美佐……」

岸谷さんの顔はくしゃくしゃとなって、少し泣きそうになりました。

「でも、できる範囲で、長生きしてくださいね。私はあなたといっしょにいる時間が長いほうがうれしいんだから」

「……頑張るよ、それだったら」

岸谷さんの言葉に、美佐さん。

「頑張るって言葉、イヤなんじゃなかったっけ？」

みんなで笑う番でした。


自分の幸せが相手の幸せとは限りません。

それを私たちはときおり見失ってしまいます。

終末期には言うにおよばず、病気になる前から、ひいては健康なときから、大切な方と自らの思いをすり合わせておくことが大切です。

ときに思いは食い違うこともあるでしょう。そのときも、相手の考えを否定し責めるのではなくて、その違いを重んじ、楽しめるようでありたいものです。

とりわけ、残り時間が少ない方に関しては、やはりできるだけその方の思いを汲んであげてほしいと思います。

いつか誰もが、送られる側になります。そのときに、「思いを汲んでくれること」がどれだけうれしいかきっとわかるはずです。

習慣 6

「長く」より「良く」生きることに注目する

質と長さのバランスを考える

60代女性の大賀さんは末期の肺がんでした。

彼女は穏やかな顔で、私たちの病院に転院してきました。

「やるべきことはやりました。あとは最期の日がくるまで自分のやりたいことをしっかりやって、その日がきたら、先生、苦しくないようにしてくださいね」

とはっきり言っていました。平均寿命よりは20歳も若く亡くなってゆくのです。なかなか言える言葉ではありません。すごいなと私は思いました。

あきらめの気持ちとはまた違います。生きる間は楽しく過ごしたい、家で穏やかに過ごしたい、その希望がはっきりとありました。早く死んでもいい、とは思っていません。

一方で、いつ最期がきてもいいと準備も覚悟もしっかりしていました。

終末期の方は多くの場合、「穏やかに死にたい。もうやるべきことはやったので明日死んでもいい」けれども「できれば長生きしたい」という2つの気持ちを併せ持っています。

その2つのバランスがうまく取れているといいのですが、これのどちらかがとても強いと、苦しくなります。

「明日死んでもいい」という気持ちが強すぎると、いまを楽しむことを忘れてしまいます。

「長生きしたい」という気持ちが強すぎると、それが叶わないことの苦痛を強く感じますし、そのことばかり考えているうちに最期が来てしまい、「命が長くなるための努力」以外は何もできなかったということになってしまうのです。命の長さそれ自体に心を絡め取られてしまい、「質」のことを軽視してしまうのです。

最良なのは、「よりよく長生きする」ことです。そのためには、じつはこの2つの気持ちが必要なのです。「いつ終わってもいいように、一瞬一瞬を味わいつくして生きる。そしてそれが長ければいいな」という気持ちで生きれば、質と長さのバランスが合います。

彼女は2つの気持ちを、じつにバランスよく併存させていたのです。

そんな彼女は、治療を止めるタイミングの決断も見事でした。

「先生、ずっと前から考えていたことなのですが……」

彼女は、前の病院でそう切り出しました。前の病院で彼女は、抗がん剤治療を受けて、余命を延長させることに成功していました。しかしあるとき、彼女はがんの再発を告げられました。

彼女の中には決意がありました。彼女は夫も、義父母も看取っていました。「そのときがきたら、穏やかに逝くことが私にとってはいい」そう思ってきたのです。

考えは既に固まっていました。それを医師に伝えたのです。

「先生、私はいつ終わってもいいようにと生きてきました。おかげさまで人より短かったかもしれませんが、十分生きられました。あとは穏やかに家とホスピスで最後を過ごしたいと思います。それでよろしいでしょうか?」

医師の返事は、予想しない言葉でした。

「それでは私とあなたの関係はこれでおしまいですね」

治療医は、自らの治療でせっかく長生きしてきたのに、なぜここで止めてしまうのだ、という思いもあったのでしょう。彼女は突き放されてしまいました。

彼女は途方に暮れましたが、幸運にもいくつかの偶然が重なり、彼女は私たちの病院とつながったのでした。

〝終わり〟を思いながら、悔いの残らぬように生きた大賀さん

彼女の話は十分理解できるものでした。義父母の面倒を見、夫も看取り、子どもも立派に成人したいま、彼女は自らの人生の使命を果たしたものと感じていました。

たくさんの家族を看取ってきた身として、一番重視したのは、苦しまないで終末期を過

ごして逝くこと、誰の迷惑——とくに子どもたちの——にならないことだったのです。

彼女は医療サービス、介護サービスを導入し、ぎりぎりまで在宅生活することを望みました。しかし一方で、こうも言っていました。

「先生、私は独居です。最期まで家にいたら、家族に世話をしてもらわねばなりません。私はそれは避けたいと思っています。ですので、そのようなときがきたら入院します。どうかよろしくお願いします」

そんな中にあっても、彼女は、会いたい人にも会い、行きたいところにも行きました。次第に状態は悪化しましたが、自分がやっておきたいことを1つずつ済ませていったのです。

亡くなる一週間前、まさに彼女の思いに沿うベストのタイミングで彼女は入院してきました。

「あとは先生、いざというときはしっかりと苦痛を取ってください」

言葉は息苦しさでとぎれとぎれでしたが、揺るがない信念が感じ取られました。余命が数日となり著しく苦しくなった際は、鎮静（うとうとと眠らせることで苦痛を取る。命を縮めるものではない）という手段があることを伝えると、彼女はホッとしたように言いました。

「そんな手段があるのですね？　そのときはぜひともお願いします」

そして、そのときがきました。入院後一時的に呼吸困難は緩和されたのですが、がんは肺の広くに拡散しており、もはや息を吸っても、ガス交換ができません。それは溺れているようなものです。まさに鎮静が必要なときでした。

「大賀さん……」

彼女の手をさすると、彼女は私を苦しい息の下にしっかりと見つめ、そして部屋で心配そうに見守るご家族を見まわしました。

「先生……、眠らせる処置を……お願いします……」

ひと息ついて、ご家族を見つめました。

「……いいわよね？」

長い時間ではなかったのですが、一人ひとりにありがとうとさようならを告げるかのような、確かな視線の送り方でした。

みんながうなずきました。異論はありませんでした。この日に向けて彼女はすべてを準備してきたのです。

その後鎮静が開始され、彼女は日をまたいで穏やかに亡くなりました。微笑んでいるようなお顔でした。

後日、私はお姉さんから以下のようなことを聞きました。

彼女は治療中から、さまざまなところに旅行に行っていたというのです。いつそのときがきても、悔いがないように。一方、その中で生を満喫しながら、最後の何年かを生きていたのです。

生きたいという気持ちは誰にでもあります。そしてその気持ちは必要です。

しかし、いざ死が迫った際に、よりよく生きることを妨げるのは、ときに強すぎるその気持ちです。

大賀さんは、自分が遠からぬ将来に死ぬことを悟っていました。そして、かつて自分が夫を、義父母を看取った経験から、自分はいざそのときがきたら穏やかに死にたいという希望がはっきりとありました。

しかし、だからといって、彼女は死を望んでいたわけではありません。毎日を精一杯生きていました。楽しく生きていました。まるで死を忘れているかのようでした。それは最後まで失われることはなかったのです。

習慣7

健康や若さに必要以上にとらわれない

鍛えていた小山さんを驚かせた体の変化

60代男性の、小山さんのお話をしましょう。

「先生、これ……」

小山さんは私に太ももをつまんで示しました。

「全然、筋肉がないよ……。これじゃ歩けないよね……」

力ない目で私を見つめました。その目は、かつてアスリートとして活躍していたということが感じられないほど弱いものでした。

「これほど早く衰えるとは……」

小山さんは驚きを隠せませんでした。

それもそうでしょう。小山さんがすい臓がんの末期だと診断されたのは、わずか数カ月前だったのです。それより前、ときおり背中が強く痛くなるときがありましたが、小山さんは毎日のようにスポーツジムに通って身体を鍛えていましたから、腰を痛めたと思っていたのです。

小山さんは60代でもトライアスロンに出るくらい、強靭な身体を有していました。筋肉もあり、腕や太ももは人の1・5倍はあったと言います。鍛え方も半端ではなかったそうです。鍛えた自分の身体――同年代の男性と比べて衰えが見えない四肢、腹筋――を鏡で見るのも好きだったと言っていました。そこには大きな達成感もあったのです。

「それが……一瞬でしたよ」

浮かない顔で、まるで怒られた犬のようなしょげた目で、小山さんは私を見つめました。私はなにも言えませんでした。

「先生、食べれば元気になるかな……？」

がんの末期になると、悪液質《あくえきしつ》という病態になってしまいます。これは腫瘍などが出す化学物質のせいで、どんどん筋肉や脂肪が減ってしまう病態です。多くの終末期の患者さんに出る状態です。

医師でも間違うことが多いのですが、飢餓とは違います。飢餓の場合は比較的筋肉量が保たれるのに対し、悪液質は筋肉量が落ちるのです。だから、がんの患者さんが「餓死」すると安易におっしゃる方がいますが、それは正しくありません。がんの悪液質の結果として全身衰弱が進み亡くなるというのが正しい表現です。

また、悪液質の場合は、高カロリー輸液（栄養分が多い点滴。太い静脈に管を入れて投与する）や経管栄養（鼻から入れた管や胃ろうなどから投与する）をいくら入れても、体重や筋肉量は増えないのです。基本的に筋は分解されるだけで、どれだけ食べても体重が増えたり筋肉が戻ったりはしないのです。

じつをいうと現在、この悪液質に対して優れた治療はありません。がんの末期になって、この状態になると、もうなかなか手はありません。患者さんの中には、何とか栄養を摂ろうと一生懸命頑張る方が出てきます。しかし、その努力に見合う効果は得られません。末期がんの患者さんが骨と皮のような状態になってしまうのも、この悪液質が原因です。

そしてまた、悪液質はがんだけでなく、さまざまな病気の末期に現れうるものです。

ただこれが苦しいかというと、必ずしもそうとばかりは言えません。もちろんだるさが出る場合がありますが、一番いいのは「好きなものを好きなだけ食べる」「食事がストレスにならないように、楽しく食べる」ということになります。

問題は、いざそのような状態になったときに、「食べてもあまり効果がないこと」を伝えるのは容易ではないということです。下手をすると希望をすべて失ってしまうかもしれませんので、細心の注意を払って説明する必要があります。私は口を開きました。

「小山さん、お気持ちはよくわかります……。ただ、やはり好きなものを好きなだけ、という摂り方が一番だと思います」

食い入るように私を見ていた彼は、フーッと深い溜息をつきました。

「結局戻らないってことだよね？　それって……」

彼はじっと下を見ました。そしてまた両手で両太ももをもみます。

「こんなに筋肉がなくなってしまって……」

筋肉を付けるのは決して楽ではありません。小山さんも60代でありながら、しっかりとした筋肉を維持するためにかなりの努力をしていたことでしょう。そうやって維持していた筋肉が、悪液質となってわずか3カ月程度で、またたく間に抜け落ちてしまったのです。

じっと私を見る小山さんはかつて80キロあったとは到底思えないほど、頬の骨が出たやせた顔をしています。目は落ちくぼみ、ギョロリとしています。

「まさか自分がこんな病気になるとは……」

小山さんは独白を始めました。

定年後、積極的にマラソンやトライアスロンに参加するようにしたこと。人一倍健康に気を配って、栄養の摂り方にもこだわってきたこと。その結果として、最近は大会でも満足のいく結果を収めていたこと。

それなのに……。あんなに豊富だった筋肉が、まさか、3カ月で消え失せるとは……。

それでも私からすれば、小山さんはこれまでの鍛え方がよかったので、まだ歩いたりができているだけでもすごいと思ったものです。これだけやせれば、普通であれば、行動が大幅に制限されるのですから。

それを正直に告げると、彼は弱々しく笑いました。

「それでもいまはこれ。そして食べても食べても体重は増えない。筋肉も減る。これではそのうち歩けなくなってしまう。先生、そうでしょう?」

たしかに、最後まで自力で歩ける人はほとんどいません。余命が短い何週間かともなれば、歩けなくなり、立てなくなり、トイレも行けなくなり、そのうち失禁や失便もする。最後には、目の前のコップさえ自らの手でつかむこともできず、誰かに口に運んでもらうしかなく、飲んでもむせてしまう。もはや飲み込む力がないのです。

それは、誰も避けることができない現実なのです。人は弱きから生まれて育ったように、最後は弱きに還るのです。

「歩けなくなる……そう思うんですね」

「そうだよ。だってこんなに筋肉が落ちたんだもの。もうそのうち歩けなくなるよ……」

まさか、自分が……

そのとき、部屋に奥さんが入ってきました。

奥さんは彼の脇に来ると、ため息をつきました。

「体重は？」

「減る一方だよ……」

「先生、何とかならないんでしょうかね？」

「何とかはしたいです。ただ、なかなか難しいですね」

「そうですか……」

小山さんは下を向いたままです。

「この人は一生懸命身体を鍛えてね、頑張ってきたんですよ。それなのにこんなになっちゃって……不本意だと思います」

体重が減って、筋肉が落ちて、だるいこと以外には目立った苦痛はありませんでした。

しかし小山さんには、それでも十分以上の苦痛であったのです。

「先生、まさか、まさかの連続だよ」

観念したかのように、ひときわ大きく嘆息すると、小山さんは語り出しました。

「まさか、自分が死ぬとは思わなかった。これからもっとやりたいことがたくさんあったのに。定年を迎えて数年、これから本格的に第二の人生が始まるはずだったのに。妻とも、もっとゆっくりと時間を過ごしたかったのに。そしてまさか、あれほど鍛えた身体が一瞬にして朽ちようとは……。これまでの努力は何だったのか……」

悲しげな表情は晴れることなく、夕陽に照らされた小山さんの横顔の陰影は物哀しげでした。

私が小山さんの話をしたのには理由があります。

いま、空前の健康ブームといわれ、非常に健康に気を配ってらっしゃる方がいます。また、アンチエイジングにやっきになっている方もいます。

けれども、どれだけ健康で、どれだけ見た目が若くても、ある病気になることで一気に、それこそ何カ月という短期間で、それが損なわれることが現実にあるのです。

健康や若いことそれ自体を人生の第一の目標にしてしまうと、不意の病気で人生の価値が根本から揺らいでしまうことになります。

もちろん、健康に気をつけるのは素晴らしいことです。しかし、それは簡単に失ってしまうかもしれないものです。健康は大切にしても、健康そのものに情熱を注ぎ過ぎないことが大事です。

人は必ず老います。嫌がるほどに、些細なことが気になるものです。若く保とうとする努力は大切ですが、一方で自らを許してあげる気持ちをもつことです。

そして、老い病む自らを認めてあげることだと思います。死もそれに該当します。

いずれにせよ、死が迫ったときに少なからぬ人が口にするのは、「まさか」「突然」「想定外」なのです。

失うことを知って、本当に大切なものを知る

私は2011年東日本大震災の1カ月前、あるインタビューにこう答えました。

「多くの人にとって明日はあるが、それは決して100%ではない」

終末期医療の現場に働いていると、むしろそれが当たり前のことなのです。

だからと言って、亡くなってゆく方々の「まさか」という気持ちに違和感を持つことはありません。多くの誰にとっても、己の死は突然なのです。

大震災のようなことがあれば、人はそれを思い出します。けれども、当事者でなければ

すぐに忘れます。それが人間なのです。

そして終末期が迫れば、どれだけ栄養を摂っても、体重が増えることは少なく、余命が延長するかどうかも不確かです。

どれだけ鍛えた筋肉も一瞬にして失われてしまいます。全然鍛えていない人よりも弱った筋肉へと化してしまうのです。

同じように、どれだけ健康に気をつけていても、最初の病気が死病のことがあります。

小山さんもそうでした。

そう、私たちが生きているのはこういう世界です。

富を得ます。しかし事業が失敗して、一瞬で無一文になった人がいました。

震災で、奥さんと子どもを失った人がいました。

繰り返します。これが私たちの生きている世界です。

ですから、本来私たちは、くだらないことに時間を割いている暇はないのです。くだらない争いをしている場合ではないのです。明日死ぬかもしれないのです。余計なことをしている時間はありません。

しかも、身につけたものは、一瞬で消えてしまうかもしれません。お金は失敗で、名誉は不祥事で、愛は些細なことがきっかけで消えます。たとえば外国語に堪能でも、脳梗塞で言葉が不自由になってしまった方がいました。筋肉も小山さんのように失われます。認知症になれば、得てきた経験が再び潮のように引いていきます。

それが人間です。

すべてが一瞬で消えてしまうことを知るときに、私たちは無常感と虚無感を抱えざるを得ません。しかし一方で、その真実を知ることで、そこからまた新しい人生が始まることもあるのです。

90代女性の野田さんは、悪性リンパ腫の末期で入院してきました。

皆さんは、何歳まで生きたら満足できますか？

平均寿命ですか？　90歳以上ですか？　１００歳？　日本一？

野田さんは95歳でした。けれども野田さんは「早い」といつも言っていました。

20代で「私は生きましたよ」と笑顔で逝かれた方もいた一方で、何歳になっても「まだ早い」と言う方がいます。野田さんもそうでした。

野田さんは、人一倍、しっかり生きようとしてきました。誰かの世話になることが嫌だったのです。年齢より若く、完全に自立していることは、誇りでもありました。病気はそんな彼女にとって突然だったのです。

野田さんには養女がいました。ご主人とともに、養女を一生懸命に育てました。その養女ももう熟年です。随分前に結婚して、20代の孫が二人います。野田さんは、血のつながりがないことを、強く意識しているように見えました。

「先生は知っているかどうかわかりませんが、うちは娘が養女でね。だから迷惑をかけられないんですよ。そういうわけで孫も血がつながっていないからね」

少しだけ淋しそうに、彼女は言うのでした。

「先生、私はどういう病気なのですか？」「また息苦しくなるのが怖い。原因は何なんでしょうか？」――彼女は毎日のように繰り返しました。

認知症ではありません。しかも前の病院で、病気については聞いているはずです。話を聞いてみますと、彼女はいろいろな不安を抱えていたのです。

「先生、私はどうなるのでしょうね？」

「先生、私は独居なんですが、また住めるようになりますかね？」

「先生、私はここにいていいのでしょうかね？」

「血液の病気で、胸には水が溜まっています。けれども、いまはそれは落ち着いているようです。それなので、野田さんは過ごしたいと思う場所で過ごすことができます。ここで過ごしてくださってもいいですし、家に帰っても私たちがおうちに診察しにうかがいます。どちらでも好きな方法を選んでくださっていいですよ」

彼女は笑いました。それが困った笑顔なのだと知ったのは数週間後のことです。

誇りと自信を損なわないように

「先生、私はいつまでここにいればいいのでしょうか？」

その新しい訴えが聞かれる頃には数週間が過ぎていました。

「先生、私はね、とにかくしっかり生きてきたんです」

話を聴いていると、彼女のこれまでの人生への誇りと自信が垣間見えました。人の世話になることを人一倍恐れ、自立心はとても強かったのです。これが90代まで彼女を生かし、そして支え続けているようにも感じました。

「一人娘や孫たちとは血のつながりがないですからね。だから頼りにはできないのですよ」

近隣に住んでいる娘さんの不定期かつ時間をあけたお見舞いは、たしかに野田さんとご家族の一定の距離感をうかがわせるものではありました。

「先生、帰れますかね？」

「もちろん帰れるとは思いますよ」

いつものやり取り。

「でも、病気をよくしないといけないですね」


人は厳しい現実に直面したとき、それが現実のものではないと「否認」することで適応することがあります。往々にしてご家族も医療者も、その否認を訂正しようとするものです。しかし、あまりにも乗り越え難い現実には、むしろ多少の否認はあったほうがいい場合もあります。

一人で生きてきたという気持ちが強い野田さん。若い者には負けないと気を張って生きてきた野田さん。その野田さんが、自分のことを自分でするのが難しくなるであろうことを告げられたとき、それは到底受け入れ難いものであったに違いありません。

私はどう野田さんを支えたらいいのか、悩みました。

ある日、娘の貴子さんが病院にやってきました。私は貴子さんに野田さんの外出泊をすすめてみました。

いきなり退院だと心身ともに負担が強いかもしれません。まずは自信を持っていただくために、外出や短期の外泊からやってみることをおすすめしたのです。

野田さんから「静かな病室でこうして座っているとおかしくなりそうです」という訴えも聞かれるようになったからということもありました。

「いいですよ」

貴子さんは快諾しました。

「でも私たちも毎日は母を見舞えないですからね……。退院するならば、一人で生活してもらわないと難しい、という感じですね」

そして貴子さんと野田さんは試しに1日の外泊（帰宅）をしたのです。

気落ちした野田さんを救ったもの

翌日、帰院してきた野田さんの表情は暗いものでした。

このようなとき、反応は2つに大別されます。「やっぱり家のほうがよかった」と表情明るく帰って来られる方。「家で全然動けなかったよ」と暗い顔で帰って来られ、「やはり病院のほうが安心ですね」とおっしゃる方。

「先生、ダメでした……」

「ダメ？」

「いままでのように動けません。これでは独居は無理です。しっかり病院でリハビリをして、元気になって帰らないと。栄養を付けて、体力を付けて、そのあとですね」

既に前の病院でもそれが望み難いことは何度も伝えられていました。私たちも、感情に配慮しながら折に触れてそれを伝えてきました。かと言って、「そうですね、頑張りましょう！」と安請け合いしても、希望と現実の違いに野田さんはショックを受けてしまうでしょう。

部屋を出た私のあとを貴子さんがついてきます。

「先生、私も一晩付いてみましたけれどもね。ううん……ちょっと厳しいかもしれないですね。母には悪いですが」

「そうですか」

「母も不安なようです。病院に帰りたい帰りたいって繰り返して、ですね」

世の中には病院が嫌いな方もいれば、病院にいると安心して落ち着くという方もいます。少なくとも体力が低下してきていた野田さんの中では、病院は安心できる場所となっていたのかもしれません。

「元々母はきれい好きで自立心旺盛でしたからね。さっそく部屋の掃除をしようとしたんですが、足腰が弱っていて思うようにならないみたいなんですよ。それで一気にしょげてしまってね……」

貴子さんは肩をすくめました。

「そんなことがありましたか……」

「先生、おそらく母は退院が難しいと思うんですね。だから最後までここに置いてやってくださいませんか？」

「それはいいですが……ご本人にとってそれが最良なのでしたら」

「母もそのほうが安心だと思いますよ」

「そうするとおそらく野田さんはずっとここで……という形になりますが、それでよろしいですか？　私たちも野田さんをどうやって支えたらいいかと悩んでいます。何か娘さんから、これというものはありますか？」

貴子さんはしばらく考えていました。そして、ポンと手を打ちます。

「先生、母に句作をしてもらうのはどうですか？」

「句作……ですか？」

貴子さんの話によると、野田さんは俳句が大好きで、新聞や雑誌に応募したり、毎月近くで行っている句会にも欠かさず参加し、好きな句は色紙や短冊に毛筆で記して飾ったりしていたというのです。私はこれだと思いました。

後日、野田さんにそのことを尋ねてみると、いつもより張りがある声ではっきり話してくれました。

毎月定例の句会に出席し、自分よりふた回りも三回り以上も若い（といっても70代、60代の方々ですが）方たちと俳句を楽しんでいたということ。新聞の俳句欄に入選したときはうれしかったこと。それ以来、定期的に送っていること。

けれどもそこまで話して、眉を寄せました。

「でも病室だと季語が思い浮かばないんですよね」

貴子さんの話だと、野田さんは家に句を飾ったりしていたそうです。けれども入院後には野田さんが俳句を好きだとうかがわせるものは何もなかったのです。それは結局、まったく句作を止めていたからなのでしょう。

「いいですね、俳句。ぜひまた作ってみてはどうですか？」

「ふふ」

困った様子のこわばった笑顔。

「わかりました！　野田さん。私たちと散歩をしましょう。病室には季節感がなくても、病院の外には季節があります。ちょっとでも散歩をすれば、季語も山のようにわいてくるんじゃないでしょうか？」

野田さんの希望と覚悟

再び俳句を始めると、野田さんの表情は見違えるほど明るくなりました。

「こうして句作に励めるということは幸せだわ」

柔らかなお顔で笑われることも増えたのです。

野田さんは、前の病院に入院してからいままで、「できない」「できなくなる」ことの連続でした。衰える自分も到底許容できません。そのつらさの中で、「治るんでしょうか？」という言葉を繰り返されていました。

「またね、新聞に投稿したの。句会にも行ってみようと思うわ」

看護師や介護士とともにゆっくりと近くを散歩しながら、野田さんは満足そうに語りました。足腰は衰え、ゆっくりとしか歩けませんでしたが、その視線は移りゆく季節のさまざまなものに注がれていました。

以前は、転ぶことを恐れて下ばかり見ていたのが、いまでは何かインスピレーションを与えてくれるものはないかと目の高さから上をよく見るようになったのです。それとともに姿勢もしゃんとした感じになりました。

「2月の季語は何?」

まるでひ孫のような年の看護師に野田さんは聞きます。

「何だろう……雪だるま!」

おかしそうに野田さんは言います。

「あら、あなた本当に知らないの? 2月は〝雪どけ〟や〝残雪〟とかなのよ。もう少し雪はとけてきているという印象ね」

けらけらと少女のように笑いました。野田さんを中心に、みんなが俳句に励み、まるで野田さんの俳句教室が病院にできたかのようでした。

リズムができればすべてが変わります。朝、いつもの時間に起きて、彼女はお茶を飲みます。午前の散歩。空気を吸いながら、まだ静かな街歩きを楽しみます。昼食のあとは昼寝。夕方前にもう一度散歩。夕方の散歩は午前より一層ゆっくりと足を止めながら。帰室し、夕食後から睡眠までの時間が俳句の時間でした。次々と新作が生まれ、彼女は再び投稿を始めたのです。

野田さんは、いつしかこう言い始めました。

「ここにいていいんですね」

「もう帰るのはあきらめました」

「ここで最後まで過ごします」

〝最後〟という言葉がさりげなく添えられていました。彼女はもう一人ではありませんでした。俳句によって、再び外の世界とつながったのです。

部屋での句作、投稿、同じく入院していた患者さんが製作したバイオリンによるコンサートで笑顔の手拍子、和紙で見事な飾り雛を作っていろいろな部屋に配る、めまぐるしく時間は過ぎていきました。そして入院から約120日がたち、彼女は逝きました。

それでも亡くなる10日前頃から、立ち居振る舞いが思うようにならなくなると、「こんな動けない状態では生きている意味がない」と彼女は強く訴えるようになりました。

人が終末期に大なり小なり経験する「存在の揺らぎ（スピリチュアルペインとも呼びます）」です。

90年以上、人の世話になることを恐れ、ひたすらにしっかりしようとしてきた彼女にとって、それは途方もなくつらいことだったのです。

「なぜこんなになってしまったのでしょう……」

「おかしいです。この間までは大丈夫だったのに……」

次第に身体のだるさもつらくなり、それも彼女にとって大きな苦痛となり、また存在の意味を揺るがすものでした。

亡くなる数日前、彼女は弱々しい声で、しかし決意したかのように強い瞳で、こう私たちに告げました。

「先生……ありがとうございました。先生……もうわかりました。まさか……、こんなに早いなんて……。先生、こういう状態で生きていくのがつらいです……。もう……十分……生きました。どうか眠らせてください」

最後はうとうと眠れるようになる坐薬（命を縮めない）を適度に使用し、呼べば起きるほどの浅い眠りの時間のまま数日過ごされ、最期は穏やかでした。貴子さんと二人のお孫さんがしっかりと野田さんの最後には付き添ってくれました。

そして私たち医療スタッフも、まるで私たちの祖母や曾祖母が亡くなったかのようにも感じたのです。

老いて死を前にしても揺るがない〝大切なもの〟は

何歳になっても、人はもっと生きたいものです。

毎日の生活を楽しんでいれば、もっとその楽しさを味わいたいのです。

野田さんのように、自分で生きてきた気持ちがとりわけ強ければ、終末期になってできることが少なくなると、その反動の苦しみも大きく出てしまうかもしれません。

人はほとんど何もできないで生まれます。周囲は忍耐深く、赤子を育てていきます。人はほとんど何もできなくなって死んでいきます。周囲は彼らも愛してほしいのです。

それは私たちもいつか通る道です。人は生まれ、育ち、そして弱り、死んでいきます。生まれたときと同じように、死ぬときも「ありがとう」と言ってあげてほしいものです。

いずれにせよ90年生きても「まさか」と思うのが人です。人は楽観的なのです。一方で、失うときは、本当に一瞬です。身につけた叡智や技術も、また還さねばなりません。それが人の世のならわしなのです。

私たちは、老いや病や死が、どれだけ健康や若さに気をつけていても一瞬ですべてを奪い取ってゆくことを認識すべきです。しかし、自分を支えてくれる本当に大切なものは何かを考えることで、大きな衝撃が訪れた際にも持ちこたえることができるかもしれません。最期を迎えるとき、私たちは「まさか」と思うでしょう。今日が死ぬとは思わない日に、死ぬことがあるかもしれません。

だからこそ何かを得るのは意味がない……のではありません。だからこそ努力はむなしい……のでもありません。元々人生はそういうもので、その中に楽しさを見つけてゆくのが人生の課題でもあり、楽しみでもあるのです。

人生のこのようなならわしが見えると、私たちはもっと別の視点から物事を見渡せるのではありませんか？　そして本当に大切なものが見えてくるのではありませんか？

皆さんの心を本当に楽しませてくれるものは何でしょうか？　それは自らが老い、病を得、死を前にしても揺るがないものでしょうか？　それを考えてみるといいと思います。

習慣 8

環境に流されず、本当にやりたいことをやる

✤「私の人生、何だったんでしょうね？」

藤ヶ谷さんは60代の、卵巣がんの末期の患者さんでした。

彼女の口ぐせは「先生、私の人生は何だったんでしょうね？」という言葉でした。

彼女の話はこうでした。

親からすすめられるまま名門女子大に入りました。ある有名商社に就職し、そこでご主人と出会い結婚退職しました。

子どもが三人できて、あっという間に20年くらいが過ぎました。

ご主人の両親がそれぞれ病気になってしまい、義父は脳梗塞の後遺症で寝たきりとなり、数年家で介護をしました。義母は認知症が既にあったのですが、義父の死後、とみに悪化して、施設に預けたものの、何やかやと用を足しに通わねばなりません。子育ての次は介護の日々でした。

61歳のときに、夫が末期の肺がんと診断されました。義父母は何年も世話が必要だったにもかかわらず、ご主人は半年ほどで旅立っていかれました。「長くなかったのがせめてもの救い」と偽らざる心境を話してくれました。

長女はアメリカにいて、長男は仕事が忙しく休みがない、次女は遠方に嫁いでしまってなかなかこちらにも来られない、しかしようやく人の世話から逃れることができたと喜んでいた矢先に、自分は死病に冒されてしまったのです。

「先生、私の人生は何だったんでしょうね？」

私はかける言葉がありませんでした。

「ご家族の皆さんの支えになってらっしゃったんですね」

そう答えたこともありました。彼女は苦笑しました。

「好きでやっていたのだったら誇れるかもしれません。いや、まあ好きは好きだったのかもしれません。けれども、いまこうやって私の人生は終わりますでしょ？　これでよかったのかって思うんですよ。たしかに人のためには生きました。我ながら頑張ったと思います。けれども、自分のために時間を使ったのかな……って、そう思うとむなしくなるんです。人の役に立ったから素晴らしいって言ってくれる人もいます。ただ、それは『やらなくちゃいけないだけだった』と言えるかもしれません。実際そうなんです。毎日が忙しくて忙しくて。子育ても三人もいるからとても大変でした。ようやく下の娘が大学に入ったと思ったら、義父が倒れて……。そこからは怒涛の介護生活でしょ？　仕事をしていた夫も親の世話をできないから、全部私がやってきたんです。最初は義母も手伝ってくれましたが、そのうち認知症になってしまって。最後はダブル介護。少しだけ時間差があったからよかったですが。そしてようやく……と言ったら失礼ですけれども、ようやく義母が亡くなったんです。それで夫も退職時期が迫っていましたから、夫婦水入らずの時間が過ごせると思っていた。そしたら夫は末期がんですものね。夫もそれほど苦しみはしなかったんですが、『俺の人生何だったのかな』って言ってたんですよ、最後の何カ月かにね。私だって、何なのかなって思いますが、夫には仕事があったわけじゃないですか？『あなたには仕事があったからよかったじゃないの』って言ったら、『仕事だけだったろう』って……そんなこと言われても……ね。私だって必死に子育てをして、介護もした。自分のやるべきことをやっていたら、こうなってしまったと、それだけなんですよね」

彼女は自分のしてきたことに誇りをあまり持てなかっただけではなくて、本当にこの生き方が、「生きた」と言えるのか、と疑問に思っていたのです。

「先生、私の人生は何だったんでしょうね？」

それは自らに問いかける言葉でもあります。私は黙って聴きます。

「いまの若い世代の人は、私からすると恵まれているって思いますよ。義父母の介護をしたりって、いまは少ないでしょう？　私たちの頃は、義父母の面倒を見るのは当たり前でしたから。ですから義母を施設に入れたときには、近隣からもいろいろ言われもしました。『ひどい嫁』と陰口を叩かれたりもしたんです。とにかくそうやって、一生懸命自分なりに義父母の面倒を見たわけでしょう？　そしたら、いまの私たちの子ども世代は、親の介護なんてしないじゃないですか。息子も結婚していて、嫁は主婦をしていますが、何が気に入らないんだか見舞いにも来ませんし。長女は国際結婚で、向こうでちょっとしたビジネスをしているみたいで時間がないみたいですし。まあ親としては子どもが元気でいてくれさえすれば何もいらないですからいいんですがね。……本当に私の人生は何だったんでしょうかね？」

どうすれば自分の生は満足するのか

私は悩んだ末に言いました。

「藤ヶ谷さんは、どうしたらよかったと思いますか？」

「えっ？」

藤ヶ谷さんは目を丸くさせました。

「どうしたら、自分の人生を生きたと言えると思いますか？　いや、藤ヶ谷さんと同じように悩んでいる方っていっぱいいると思うんです。自分の人生……難しいですよね。だからもし藤ヶ谷さんに何かいい考えがあったら、教えていただきたいと思って」

「そんなの私が聞きたいくらいですよ」

「そうですよね」

「……そうだなあ。私に聞かれても困っちゃいますが、やっぱり受け身じゃいけないってことなんじゃないですかね？」

「受け身じゃいけない？」

「そう。人生って何だかんだ降りかかってくるじゃないですか、いろいろなことが。多分……私ばかりではなくて、みんなそういうことを片付けているだけで終わってしまうのが、人生なんじゃないでしょうか？　現に夫だって、仕事では成功した人でしたよ。出世頭だったし、たくさんの人を使っていました。それでも『俺の人生何だったのかな』ですからね。やらなくちゃいけないことをやっているだけではダメなんじゃないですかね？」

「やらなくちゃいけないことをやっているだけでは……ダメ」

「そうです。やらなくちゃいけないことってのは、やはり強制されたもの、与えられたものでしょう？　それをやるのは人生で避けられないと思うけれども、そればっかりではダメで、どうやったら自分にとって満足できる人生になるのかって、そう考えなくちゃダメなんじゃないですかね」

「なるほど……」

「何か本当に、流されるままに生きてきちゃったって思うんですよね。女子大、就職、商社の事務、結婚退職、子育て、介護、自分の死。何も個性がないと思うんですよ。たしかにみんなそうやって生きて死んでゆくんだとは思います。でもそれじゃ、私のこの生の意味は何だったのかなって。これで満足できるのかなって。……やっぱり満足できないんですよね。だから、やらなくちゃいけないことをやる、与えられたことをするのといっしょに、『どう生きたら、自分にとって満足のいく人生になるのか』ってことをもっと考えておくべきだったと、いまは後悔しているんです」

そしてこう付け加えました。

「ただ、最近は少しだけ……過去を振り返っても仕方ないって思い始めているんです。夫はかわいそうなことに、最後まで『俺の人生何だったのかな』って繰り返していました。これまでの人生はこれまでの人生。いまは少しだけ別のように考えるようになったから、それは幸せなのかもしれません。『自分の人生ってなんだろう』そう考えるようになって初めて、自分の人生を歩んでいるような気がするんです。人のために生きたと褒められることよりも、自分が満足のいく……残り少ないですが、そんな人生を歩めたほうが、少なくとも私にとってはもっと幸せです」

最後は笑顔でした。彼女は数日後退院し、自宅で最後の2カ月を過ごして亡くなりました。穏やかな死に顔であったそうです。

与えられた生ではない生がうまれるとき、本当の生がうまれる、私はそう思うのです。

自分の人生を生きているつもりでも、じつは日々の仕事をこなしているだけかもしれません。突然最後の時間が訪れたときに、自分のいま行っていることが、本当に自らの心を充足させるのかをよくよく考える必要があります。

人は生きてゆくためにやらなければいけないことがたくさんあります。それをおろそかにするわけにはいきません。

しかし、必要なことを行うと同時に、自らの心を真に満足させるものをしっかりと考え、見つけていきたいものです。

習慣

9

どんな境遇でも
自分を支えてくれる夢を見つける

❀本人に伝えるべきか、隠し通すべきか

某年春。

主治医と病棟看護師と私たち緩和ケアチームは、パキスタン人のシファーズさんを故郷に送りました。

シファーズさんは50代男性、胆嚢《たんのう》がんの末期の患者さんでした。

日本での生活は10年ほどで、言葉は日常会話が成り立つというくらいでした。

シファーズさんの病気は進行し、余命はあと数カ月以内と考えられていました。おそらく早晩足腰は不自由になり、故郷に帰ることは難しくなるでしょう。

彼は、妻子をパキスタンに残しているため、病気の話は、直接彼にしていました。

しかし、込み入った話になると、おそらく理解できていないにもかかわらず、「いいね」「わかったね」と、彼はどんなときも相槌《あいづち》をうっていました。

彼はイスラム教徒でした。イスラム教徒は、火葬をしてはいけません。また、ご遺体を航空機で故郷に送るのも、金銭や手続きといった面で大変なことになるでしょう。

何より最後の数カ月を、たくさんの家族がいる故郷で過ごさせてあげることが、彼にとっては最良だろうという考えのもと、私たちは何とか彼を故郷の病院に転院させることが

できないかと奔走しました。

しかし、彼は日本の病院に留まることを当初望みました。

「日本の病院のほうが安心」

彼は言っていました。通訳代わりの彼の友達も何人か出入りしていましたが、彼らの話では、医療レベルは日本のほうが高いということでした。それで、シファーズさんは日本に残ることを望んだのかもしれません。

けれども、彼の病状は深刻で、もはやいかなる医療をもってしても延命することは難しかったのです。日本でしかできないという医療があるわけではない、そんな状況でした。

また、症状を和らげる医療に関しても、いまシファーズさんが日本で使用している医療用麻薬はパキスタンでも使用可能なことが、製薬会社からの情報でわかりました。

「アッサラーム・アライクム」

パキスタンのあいさつ――これはイスラム圏で幅広く通用するあいさつですが――をして、彼のベッド脇に行くと、彼は人懐こい笑顔で私たちを見ます。

「調子はどうですか？」

「うーん、まあまあね」

「痛みはありますか？」

「ちょっとね」

「他に困っていることはありますか？」

「ないね」

ちょっと考えて。

「早く治りたいね」

「一番いま希望していることはありますか？」

「それは治ることね。治ってまた日本で仕事をしたいね……」

彼は日本の中古車をパキスタンに運ぶ仕事を手がけようとしている矢先でした。

「中古車屋をやりたいね。それがいま、一番の夢ね」

「そうですか……。病気のことは主治医の先生から聞いていますか？」

「聞いているね」

「どんなふうに聞いていますか？」

「治る治療をしているということね」

穏やかに、何の疑問もないようにおっしゃるのです。

しかし実際は、何度も彼には病状が伝えられているはずでした。疑問に思った私は、ある危惧を主治医に伝え、主治医は彼の通訳代わりを務めている友人ラシードさんを呼びました。

パキスタンにおいて病気の告知はどうなっているのか、主治医の先生が問うと、ラシードさんが答えたのは次のようなものでした。

パキスタンでも日本に似ていて、家族に先に病気を告げることが多い。本人には何も言わないこともある。そして、シファーズさんには希望を持たせてほしい、だから本人には厳しいことを言わないでほしい。

主治医からそれを聞いて、私は驚きました。それは、ちょっと前の日本とまったく同様であったからです。

日本において告知について180度変化したのは、1990〜1995年頃だとされています。それより前は原則的に本人へのがん告知は行われていませんでした。それ以降は、行うような方針に変わっていきました。

それでも現在でも、「まず私たちに伝えてほしい」「本人には言わないでほしい」というご家族が少なからず存在します。ただ、私はすべてを隠すのはご家族にとっても茨の道だと考えます。隠し通すのは、本当に難しいのです。

実際には、ご本人にわかってしまうことも多々ありますし、なかには「私のことを考えて言わないでくれているんだろう」と思い、ご家族への思いやりから、もう概《おおむ》ねわかっていても知らないふりを続ける患者さんもいらっしゃいます。

しかし、「おかしい」「家族は何かを隠しているのではないか」「先生らとグルで嘘をついているのではないか」と疑心暗鬼になって、その中で亡くなってゆく例も少なくないのです。

人は死ぬのが当たり前です。年長者から死ぬのも道理です。そしてまた年長者は、長く生きてきただけの洞察力があります。だから私は隠す必要はないと思います。

だからといって全部言うべきだと言っているわけではありません。

必要なことだけを伝えて、あとはとにかくみんなで支える、これを第一とすべきなのです。

いつ死ぬかがわからなければ、準備もできません。大切な方の準備を、隠し通すことで奪ってしまうのは、私はいけないことだと思います。

人は決して弱くはありません。心配性の方でも、真実をきちんと伝えて、しっかりみんなで協力して支えれば、なんとかなることのほうがずっと多いのです。

最後まで嘘をつくことのほうが、はるかにみんなが大変で、「これでよかったのか」という疑問も残るものなのです。私は、そんなご家族を数多く見てきました。

本当の希望とは何か

終末期に、「希望」を持たせてほしい、という言葉はよく聞きます。

たしかに、希望は必要なものです。希望や未来がなければ人は生きていくことが難しい。だからこそ、それらが薄れる終末期は、生きてゆくことが難しくなり、そして「死にたい」となってしまうのです。

現在、しばしば見かけるのは、「生を延長させるという希望」を持たせて、何とか最後までやってゆこうという方策です。

たとえば、身体が弱って抗がん剤による治療ができなくなっても、「抗がん剤をやりましょう」あるいは「もう少しよくなったら抗がん剤をやりましょう」と周囲が言い続けたり、さらには効いた前例のないような高額な医療（その中にはある種の〝免疫治療〟も含まれます）や代替医療のあやしいものなどをやり続けて「希望」をもたせたり……。

しかしそうやって「生き続ける〝希望〟」をもたせることは本当の希望なのでしょうか？　それは、できるだけ長く生きることに最大の価値を置いていることでもあります。けれども、それがために治療に執心して、やるべきことをほとんどやれなかった方も少なからずいらっしゃいました。

「それがその人らしいからいいじゃないか」と言う方もいます。そうかもしれません。けれども自分がそうでもいいのでしょうか？　きっと「自分はそうなりたくない」と言うのではないでしょうか。

死ぬことが不幸なのではなく、大切な最後の何カ月かに「生きる」ということだけを信じて、結果裏切られて、あるいは周りの「大丈夫」「もっと生きられるよ」という言葉にもたれかかり過ぎて、気がついたら最期の日が訪れることが本当の不幸なのではないでしょうか。「希望」は決して命の長さだけではないと思います。

かくして時間が過ぎていきます。シファーズさんは、お金がかかるから家族が来日するのは難しいと言っています。やはりシファーズさん本人に現状を伝え、故国で加療してもらうのが最良だろうと判断した私たちは、主治医からシファーズさんに再度現状を伝えることにしました。

「治療はやはり難しいと思います。根治する方法は、もうないと言えるでしょう。ひいては故郷で加療を……」

通訳を務めていたラシードさんは主治医の言葉を遮《さえぎ》りました。

「やめてください！　これ以上は言わないでほしい」

シファーズさんは主治医の伝える細かなニュアンスがわかっていませんでした。

ラシードさんはわかっていたけれども、その部分を通訳していませんでした。

そう、これが何べんも伝えていたのにもかかわらず、ほとんど真実が伝わっていなかった理由だったのです。とくに周囲が気を使って〝希望〟を持たせたいがゆえに、本当の希望がわからないままに経過してしまっていたのです。

主治医の粘り強い交渉もあり、シファーズさんの奥さんや娘さん、ご家族が来日することになりました。また専門の医療用通訳も手配されました。

病気がもう治らないこと、症状を和らげる治療は国に帰っても継続可能なことなどの正しい情報を伝えられて、たしかに故郷で過ごすことがいいとシファーズさん自身も思ったようで、ご家族とも十分相談された彼は決断しました。

「一度パキスタンに帰るね。それでよくなったら、また日本に戻ってきて治療を受けるね」

彼のそばには民族衣装に身を包んだ奥さんと、かわいらしい娘さんがいて、彼の顔はこれまでにないくらい、いい笑顔でした。家族のそばで過ごすのが一番だと判断した私たちの読みは、誤りではなかったと感じました。

「皆さん、ありがとうね」

シファーズさんはこうして故郷に帰って行きました。


数カ月後、私はシファーズさんの故郷にいました。

残念ながら、シファーズさんに会うことはできませんでした。ただ、シファーズさんが、緑が多く、美しい水があり、洗練されたこの街で、最後の時間を過ごしたであろうことに満足しました。

日本の医療が優れているとはいえ、故郷の風景も、愛する奥さんや娘さんも、日本には存在しません。彼はきっとここで満足して逝ったに違いない、そう私は確信しました。希望は、たしかにそこにあったことでしょう。

街には、トヨタやスズキなどの日本車があふれていました。

――中古車屋をやりたいね。それがいま、一番の夢ね。

シファーズさんの声が聴こえてくるかのようでした。

彼に会えず、少しだけ失意の私は、ガンダーラ美術の逸品が展示されている美術館にて、パキスタンの西北の都ペシャワールの医学生たちと出会いました。私が医者だとわかると、またたく間に私は取り囲まれました。

「何の専門なのか？」と聞かれて「緩和医療だ」と答えると、「それは薬学か？」「基礎系か？」と質問攻めになりました。まだ緩和医療がよく知られていないようでした。

「パキスタンの医療レベルは高いのか？」

と私が問うと、彼らは胸を張りました。

「もちろんだ」

彼らの目は輝いていました。きっと彼らが医療レベルを押し上げてゆくに違いありません。彼らの目は、夢や希望で満ちていました。彫りが深い褐色の顔に、ひときわ大きな迫力のある目、それらはきらきらとして、明日を見つめていたのです。

最期まで明るかった20代の杉下君

誰もが皆、希望を胸に最後の時間を過ごせるわけではありません。最後の時間が迫れば、人は明日が見えにくくなります。

ただでさえ、明日は見えにくいものです。それが、しかし、完全に終わるかもしれない、それは心に重くのしかかり、ときに絶望へと至ることもあります。

けれども、終末期はときに不思議な化学変化をもたらします。「本当に終わる」ということ、それを真に受け止めること、それはときに人に信じられない力をもたらすものなのです。

世の中には10代や20代で亡くなってゆく人たちがいます。

若くして亡くなる方にも、私は大きく2つのパターンがあると感じています。

1つは若くして死なねばならない運命に絶望して、最後までそこから抜け出すことができない経過です。しかし私はこれも仕方がないことだと思います。普通だったら、そうでしょう。

一方で、むしろ私が気後《きおく》れするくらい明るく、真っ直ぐで、最後まで未来への希望を失わずに生き抜く方たちもいます。何が違うのか、それは、はっきりとはわかりません。けれども、前向きな彼らは、「生きる希望」以外にも、彼らを支える何かがあるように感じています。

20代半ばの男性であった杉下君は、平穏な日常が奪われてしまった人でした。大学を卒業し、社会人になり、仕事も覚えていよいよ社会で羽ばたこうというときに、突然「進行がん」との診断が襲いました。

手術、抗がん剤、退院、復帰、再発、手術、抗がん剤、退院、転移、入院。治療の甲斐なく、彼の病気は末期になってしまいました。そうして私たちの病院に転院してきたのです。

事前に、彼のこれまでを聞いていた私たちは、苦悩を背負ったような姿を想像したものです。

しかし彼は、穏やかな笑顔で入院してきました。私たちは、少し驚きました。

「先生、ありがとうございます」

いつも彼は穏やかで、笑顔でした。言葉を荒げることもありません。日々を淡々と生活していました。

「先生、先生は……夢ってありますか？」

ある午後、彼は突然私に尋ねました。

「夢、ですか」

私はちょっと考えました。そして、そのときの夢を語りました。

亡くなっていく人たちが苦しまないように緩和医療が普及してほしいこと。亡くなっていく人たちが、悲しかったり切なかったりすることがないような世の中になってほしいこと。だからこそ、死をタブー視しない、もっと率直に話し合える社会になってほしいこと、そんなことを語りました。

彼は温かく柔らかな顔で、最後まで私の話を聞いてくれました。

「杉下君は……？」

彼は私の目を正面から見て、笑顔に真剣さを込めて、こう言いました。

「人の役に立つことです」

「夢は……人の役に立つこと？」

「そうです」

彼は既に余命が数週間であろうというところまで病状が悪化していました。寝ている時間も少しずつ増えています。立ち居振る舞いも思うようにはなり難い状況です。

――役に立ちたい。

「足手まといになりたくない」「迷惑をかけたくない」、だから「もう死にたい」そう言う方がいるくらいの状態です。しかし彼の「役に立ちたい」という言葉には、そのような否定的な響きは一切ありませんでした。

「先生、わかっていないわけではないんです」

彼は私の一瞬の迷いを見過ごさないように言いました。

「大丈夫です、先生。自分が……もう長く生きるとは思っていません。……そうだけれども、僕は役に立ちたい、そう思っているんです」

私は何も答えることができず、沈黙しました。彼は静かに、けれどもはっきりとした声で続けました。

「結局、人からすべてをもらってばかりで、最期を迎えることになってしまいました。たった20何年でしたけれども、病気になって、悪くなって、ダメになって……すみません」

彼は少し涙ぐみました。しかし振り払うように、次の言葉を紡いでいきます。

「そうやって誰かの世話になるたびに、自分は支えられて生きてきたってことに気がつきました。それなのに、僕はその恩を返せていないと思うんです。だから僕は、この生命が終わる最後の日まで……誰かの役に立ちたいって思っているんです。でも、もう何もできません。それでも、みんなが笑ってくれるように、僕も笑顔でいることができます。疲れている人がいるときに、感謝を伝えることもできます。そして……馬鹿げたことかもしれないけれども、最近祈ってるんです。『みんなが幸せでありますように』って……。『世界が平和でありますように』って。もう『争いなんかで命を落とす人がいないように』って」

「祈ってるんですね」

「そう……僕は何教でもないです。ただ心の中で、手を合わせるんです。『みんなが、幸せになるように』って。そんなこと、本当はもう何の役に立っていないかもしれないけれども……」

「そんなことはないと思います。馬鹿げてはいないと思います。私は素晴らしいと思いますよ」

「先生、ありがとうございます。気をつかって言ってくれてるんですよね。でも、そんな気持ちもうれしいなあ……感謝ですよ。僕、ほとんどもらったものを返せないで逝くことになりそうだから……だから僕の夢は……僕の一番の夢は『人の役に立つことです』」

彼はほどなく亡くなりました。けれども最期まで明るく、愚痴をこぼしたり自分の境遇を嘆いたりすることはありませんでした。

多くの人が、当たり前のように与えられる、学生生活、社会人生活。結婚して、子どもができて、親になり、おじいちゃんになり、死ぬ——そんな「普通のこと」が、彼には許されなかったのです。

世の中を恨んでも、呪っても、絶望してもまったくおかしくないと思います。

彼の心を強く支えたものは、「生」それ自体への強い思いではなく、それは「人の役に立ちたい」という強い思いでした。しかしできることは限られていました。

ただ彼は、自分のできることをその中で考え出したのです。その夢・希望を胸に生きた彼は、死を前にも揺らぐことはなかったのです。

最後だからできる、そういう側面もあるかもしれません。

けれども私は、最後だと信ずればできることが、健康なうちにできないはずもないと思います。

皆さんの夢や希望は何ですか？

それはもし余命が半年でも揺らぐことはないものですか？

注意しなければいけないのは、「夢や希望を見つけることだけに振り回されてもいけない」ことです。ときには、できることをしていく中で、それが見つかることもあります。終末期においても夢や希望を持ち続けた人たちの姿から、命の長さそれ自体よりももっと大切な何かが見えてくるはずです。

習慣

10

「ありがとう」と伝える

思い出はいつも私たちの中に生きている

人は、昔見た風景は忘れないようです。

認知症の方から語られる、幼少期の場所、お父さんの名前、お母さんの名前。

あるいは、がんの患者さんが過去を思い出して語られる、故郷の名。

終末期になり、時間や場所や人の感覚があいまいになったときに出てくる言葉は、はるか昔の懐かしい場所、人の名前。

私たちは、普段生活していて、過去を頻繁に思い出すことはないでしょう。けれども、心の奥底には、しっかりとそれらは刻まれているのだと思います。

そして、人生の終わりを感じたとき、あるいは認知症が深まったとき、懐かしいそれらと出会うのです。それらは、彼ら彼女らの支えとなっているようです。本当は、気がついていないところで、私たちはそれらに支えられているのだ、そうも言えるでしょう。

私たちは、かつての懐かしいそれ、もはや戻ることのできないそれを心に思い描くとき、ひとときの懐かしさに心が染められていきます。一期一会です。もう過去に戻ることはできません。

けれども、それらはたしかに、苦難の前にある自分の芯となっているのを感じることでしょう。それを思うとき、私たちはその風景に、懐かしい人に、感謝するのです。

もう取り戻すことはできなくても、私たちはそれらに励まされて生き、それらに感謝しながら、また新しく先に歩を進めてゆくのです。

最後に、70代男性の島原さんの話をしましょう。

島原雄策さんは腎臓がんの末期の患者さんでした。

これまで手術、抗がん剤治療を受けてきましたが、それでもがんの勢いを止めることができず、いよいよ終末期といわれる時期に入りました。

余命はあと数カ月以内と推測されました。息苦しさがあって入院したのですが、それは医療用麻薬でよく緩和できました。それで近々退院の予定となっていました。

島原さんは、あまり口数が多くはない方でした。

もう治療法がないこと、どう過ごしたいかを考える時期であること、そのようなことを主治医から伝えられましたが、彼はそれを反復するだけでした。

「治療法がない……。どう過ごしたらいいかを考える……」

主治医が病状を説明して、今後について問うても、どこか上の空のような感じだったのです。

島原さんは7年前に奥さんを亡くしていました。比較的近いところに住んでいるのは独身の40代の息子さんです。

あとは電車で1時間半くらいのところに、結婚した娘さんがいました。そこで島原さんのことについて鍵となる人物（現場ではキーパーソンと呼ばれます）として、息子さんの雅志さんが病院に呼ばれました。

雅志さんからのお話によると、島原さんは典型的な仕事人間だったそうです。鉄鋼畑の技術職で、後輩たちからの信頼も絶大だったと聞きます。

しかし会社を退職すると同時に、さまざまなつながりも切れてしまい、ビルの合間に窮屈そうにしている小さな家で、最近は息をひそめるように生活をしていたようです。

「親父は趣味がないですからね」

しみじみと雅志さんが言いました。

「会社が終わってから、それに代わるものを見つけられなかったようです」

子育てもほとんど奥さんの亜季子さんがしました。だから、雅志さんも、その妹さんの緑さんにとっても、遠い存在の父親だったそうです。一方で亜季子さんは、明るく社交的で、家庭はいつもほがらかだったようです。

亜季子さんが亡くなると、まるで家の明かりが消えたかのようになったそうです。

「真面目なんですよ。仕事一辺倒、無趣味、口下手」

雅志さんは苦虫をかみつぶしたような顔で言いました。

「まだ母が生きているうちはよかったんです。母は世話焼きでしたからね。それでもよく父に話しかけてあげていました。でも母が死んだら、ますます親父は内にこもるようになっちゃって。食べたり飲んだりだけは、近くの居酒屋や定食屋に通って、何とかやってはいたみたいですがね」

ふっとため息をついた雅志さん。

「先生、親父の余命は数カ月なんですよね？　いずれにせよもう早晩一人で家で過ごすのは難しくなるでしょう。だからこのまま入院か、この病院に長くいられないのだったら転院させてください」

島原さん自身も、体力の衰えを感じているようでした。

がんの終末期の悪液質のために、頬はこけ、目は落ちくぼみ、太ももはつまんでも筋肉がほとんどありません。ややふらふらとしながら、病棟を歩きます。

「やりたいことや、やらなくちゃいけないことを、やってくださいね」

主治医や病棟の看護師から伝えられても、島原さんはその言葉を繰り返すだけでした。

「やりたいこと……、やらなくちゃいけないこと……」

そんなある日のことでした。島原さんが突然こう言いました。

「先生、家に帰ります」

主治医や病棟スタッフは驚きました。連絡を受けた雅志さんも、反対しました。

けれども、それを押し切る形で島原さんは退院しました。そして在宅医と訪問看護師が、彼の家を訪れるようになり、私は彼と出会ったのです。


やや暗い小さな居間にベッドを持ち込んで、そこが彼の居場所でした。2階建てで本来上が寝室だったのですが、階段をのぼるのが厳しくなってきているため、すべて1階で事足りるように配置し直したのです。

居間には仏壇があって、それもいっそう部屋を狭くしていました。

「具合はどうですか？」

私が、あまりないスペースに腰かけて話すと、島原さんは言います。

「大丈夫です」

基本的に「大丈夫」しか言わない人ですから——そう雅志さんから事前に聞いてはいましたが、本当にその通りでした。

我慢強い方でもあったのです。ちょっとだるさや息苦しさが強そうなときも、「大丈夫ですね」としか言いません。

最初は、苦しさを楽にするいろいろな薬剤があることを伝えたりもしたのですが、彼は一貫して、大丈夫、すなわち「苦痛があることを認めない姿勢」であったので、私たちは彼が何か言ってきたときは、すぐに対応することを肝に銘じながら様子を見ていました。

「普段の生活も何とかやれていますか？」

幸い、通いつけの居酒屋の店主や、定食屋のおかみさんも気にかけてくれているようでした。昼は定食屋、夜は居酒屋。食事量も、とみに減ってはいましたが、それぞれの場所で、食べられるものを出してくれているようでした。

「ええ。居酒屋だとか定食屋だとかの人が、よくしてくれているんで……」

島原さんは、小さな声でそう答えるのでした。

娘さんの心配

推測される余命も週の単位になってきました。

まず外出が難しくなりました。足腰がとても弱っていたのです。身体は骨と皮のようになってしまっています。食事もほとんど入りません。また、日中をうとうとと過ごすことが多くなってきました。

この頃になると、娘の緑さんが数日に1回、島原さんの介護をしてくれるようになりました。

「先生方、これまですみませんでした。父が迷惑をかけまして……。私のうちも義母が脳梗塞《こうそく》の後遺症でほとんど寝たきりなんで、なかなか自由にならないんですよ。でも夫が『もう少しなんだろ……？　行ってあげなくちゃだめだよ』って言ってくれて。だから何日かに1回ですが、私も手伝わせていただきます」

「ありがとうございます。ただ、お父様は私たちに迷惑なんてかけたことは一度もありませんから、大丈夫ですよ」

「そうだとありがたいんですがね。ところで先生……」

緑さんは、私を家の外に促しました。玄関から出ると、緑さんは暗い面持ちで尋ねました。

「やっぱり、もう少し……ってところでしょうか？」

「……ええ、そうだと思います」

「やっぱりね。母が亡くなったときと似てるんですよね。母もがんで、最後はやせてしまって……最後の何週間になって『だるい』って言って、よく寝ていました。するとこれから、あの身の置き所のないような苦しさですか？　あれがくる可能性があるんですよね？」

「お母様のときはあったんですか？」

「ありました、ありました。いや、本当につらそうで……。兄と私と二人でずっとさすり続けたんですよ。もうどうしていいかわからなくって……」

「そうだったんですね……。それは病院でしたか？」

「ええ、大きな病院でした。だからばたばたしていて、あまりそういう状況でも苦しさを取り除いてもらえませんでした。本当に兄と私も困り果てて、無我夢中で……」

「もしそういう状態になっても、うとうとと眠って苦しさを取る薬、もちろんこれは命を縮めません、それらの薬を使うことで、苦しさを和らげることができると思います」

「そうですか。最近はそういう薬があるんですね。それだったら、少しだけ安心しました。

「……ところで先生、最近兄を見かけましたか？」

そういえば訪問診療開始前に1回、開始後に1回会ってお話ししただけで、あとは電話連絡のみでした。

「最近はお会いしていませんが……何か？」

「先生は兄から何か聞いていますか？」

「いいえ、とくに何も……どうされましたか？」

緑さんはフーッとため息をついて、こう続けたのです。

「それじゃあ先生には何も言っていないんですね。じつは……、正直なところ、私も兄も父とは不仲だったんです」

「不仲……そうだったんですね」

「ええ」

緑さんは、これまでのことを話してくださいました。二人はほとんど、母の亜季子さんに育ててもらったようなもので、元々父との会話がなかったこと。亜季子さんの死後はなおさら疎遠になったこと。じつは、連絡がきたのも最近の話で、それも病院からで、島原さんからの連絡は、雅志さんにも緑さんにも数年なかったこと。そんな話でした。

「父は、私たちにとって、とても遠い存在だったんです。いまもとくに会話らしい会話はありません。でも、そういう家庭もあるって、最近になって私も知りました。私も年をとったんでしょうね、ははは。だから私はまだいいんですが、兄は……」

「雅志さんが？」

「……さっきの母の話ですが、……母が最後苦しんでいるときも、父はその場にいなかったんです。居酒屋で酔っ払って寝ていました。母が……苦しんでいる場所にいたのは、私と兄だけだったんです。それを兄は許せなかったんです。ようやく連絡が取れたときには、母は虫の息でした。部屋に入ってきた父を、兄は怒鳴りつけました。『母さんに謝れ！　どうしてお前はいつもそうなんだ！　いつも逃げてばかりで！』って。父はよろよろと母のもとに近づいて、『亜季子、亜季子』って声をかけて手をさすっていました。それでも、もう本当の最後の呼吸です。いまにも止まりそうなあの呼吸です。兄はもう一度大声で言いました。『親父！　言ってやってくれよ！　頼むから！　頼むから！　母さんに、ありがとうって、言ってやってくれよ』って。それでも父は黙ったままでした。『親父……。なあ、頼むから、最後に言ってやれよ』何べん言っても、父は立ち尽くしたままだったんです」

「……そんなことがあったんですね」

「兄は『俺は、親父を絶対に許さない』って言っていました。それでも父が末期の状態だと病院から連絡がきて、ちゃんと手続きをやってくれただけ長男だなって思います。でも心の中では、父を許してはいないと思います。私は……どうでしょうか……ただ、しょうがない父だったけれども、母も一切父のことは悪くは言っていませんでした。『ああいう人だからね』って。でもいまになると、なんとなく母の気持ちもわかる気がするんです。父は、一生懸命仕事をしていましたし、父なりに母を大切にしていたんだと思います。でも兄としては……」

「たしかに、つらいですよね」

「ええ。先生、よかったら、また兄の話も聞いてもらえますか？　すみません、父のことだけでも大変なのに。どうか、よろしくお願いします」

迫った死期。そのとき息子さんは

ある日訪問診療に行くと、いつも私が座るスペース、小さな居間のベッドと仏壇の間に島原さんが倒れていました。

一瞬驚きましたが、脈を測り、血圧をみても、どうやら異常はなさそうです。そこで寝てしまったのでしょう。私は、なんとか彼をベッドに寝かせると、ひと通りの診察をしました。大丈夫なようです。

眠っている顔を見ると、とくに苦しさはなさそうです。ただやせは一段と進んでいます。

――トイレもポータブルがいいんだが……。

トイレに行くのも、なかなか大変になってきました。この間は失禁もしてしまったそうです。それでも彼は、一人でトイレに行くことを望み、私たちはそれを見守っていました。

また、食欲もほとんどなく、何かを食べてもむせるようになってきました。

寝顔を見ながら、ふとうしろを見ると、仏壇です。

――あれ？

仏壇の、お線香をあげる場所には、線香の燃えた残りかすがあります。

――線香をあげてたんだ。

やや視点を上にずらすと、そこには亜季子さんの笑顔があります。人懐っこそうなお顔でこちらを見ています。

――ん？

もう一度眠っている島原さんのほうを見ます。

——なるほど……。

ベッドに横になって、左を見るとちょうど亜季子さんの写真がよく見えるのです。そうやって考えてみると、1階にはもう1部屋、もっと広くてベッドを置くのに適切と思われる部屋もありました。なるほど……、私はそう思いました。

数日後から、島原さんは強いだるさを訴えました。足も重く感じるようで、布団を払いのけ、頻繁に足を組み替えます。顔をしかめては、また身体の位置を変えようとするのですが、そのたびにつらいようで眉間のしわは深く刻まれるのでした。

身の置き所がないような感じで、身体を左右に動かしては苦顔（くがん、と呼びます）を表しているような状態だと、推測される余命はあと数日です。それを3日ほど前に電話で雅志さんに伝えると、雅志さんは一瞬の沈黙の後、「わかりました。それでは僕が会社を休んで付き添います」そう答えてくれたのです。

以後、雅志さんは、この数日、島原さんのそばにあって、献身的な介護をしてくれていました。

「親父……」

うとうとと眠れるような坐薬を使って、少し眉間のしわが軽くなった島原さんを見て、雅志さんはつぶやきました。

「ちょっと落ち着きましたかね」

「お薬が効いたようですね」

「いやあ、母のときに見て、知ってはいるけれども、なかなかこの身の置き所がない感じはつらいですね。……でも親父はまだ恵まれていますね、母はもっと苦しそうでしたから」

「家で過ごされている方のほうが、一般的に苦しみが少ない印象はありますね」

「そうなんですね。なるほど……」

二人で島原さんの顔を見ました。穏やかな顔に変わっています。ただ呼吸はやや速い感じで、息が漏れます。

「雅志さんは、身体は大丈夫ですか？」

一瞬、何のことかわからないという表情で振り向いた雅志さんでしたが、それが自分に向けられた言葉だと気がついて、苦笑しました。

「大丈夫ですよ。僕は」

「あまり無理をされないように……」

島原さんはトイレにも行けなくなり、おむつになり、その交換は、雅志さんの仕事になっていました。ときおり島原さんは「水……」「のどが……」と、水を飲みたいと訴えます。水を口に運んであげるのも、雅志さんの仕事でした。

「慣れない仕事だから大変ですが、いい勉強だと思ってやっています。それに世間にはこれを何年もしなければいけない方たちだっているんでしょう？　それに比べれば、僕なんて全然ましですよ」

訪問看護や訪問介護も、可能な限り導入はしていましたが、余命週単位以下になると、ご家族の介護負担が重くなります。最期まで家で看てあげたいという思いがなければ、なかなか在宅生活を通すことは、容易ではありません。雅志さんは当初在宅で看るのに消極的だったと聞いていました。

「まあ、親父も最期までここで過ごしたいのでしょう」

さらりと言いました。雅志さんや緑さんが小さい頃に、島原さんはローンでこの家を建て、手狭なアパートから移ってきたといいます。

以来40年あまり、小さな商店街の外れだった家の周りには、ビルが立ち並ぶようになりましたが、ここだけ時が止まったような静けさがありました。

「この人は、家が好きな人でしたからね」

生粋の技術屋だった島原さんは、仕事に就いていた間は家と職場の往復、退職したあとは家が中心の生活でした。高度経済成長時代に日本を支えた一人の仕事人の生涯を、私は垣間見ている気がしました。

父親への複雑な思い

「先生……、僕ね、あまり親父のこと、好きじゃなかったんですよ」

突然、静かに、雅志さんが口を開きました。私は黙ってうなずきました。

「この人、本当にしょうがない人なんですよ。ちょっと昔かたぎのところがありますからね、全体的に言葉が足りなくて。先生にも迷惑をかけたでしょう？ きっと。……僕も妹の緑も、小さい頃の父の記憶はほとんどないんですよ。仕事ばかりでね。だから僕たちは、母一人に育てられたようなもんです。母は明るい人でした。だから、親父不在の家庭だったけれども、仲よく楽しくやってこられたんです」

「母は……本当に立派でしたよ。家庭を顧みない、こんなしょうもない親父に、少なくとも僕たちの前では、文句ひとつ言ったことはありません。いまでも覚えてるんですが、僕が小学校の高学年で、緑が小学生になったばかりの頃だったでしょうか。結構な地震があって、もう怖くて怖くて。緑も大泣きしちゃって……。僕は腹が立ったんですよ。何なんだ、親父は、こんな大変なときにもいないのか！って。それで叫んだんですよ『親父はどこにいるんだ！　こんなときに。ちくしょう』って」

雅志さんはちょっと私のほうを見て、苦笑しました。

「母は……おふくろは怒るんですよね。『何を言ってるの！』って。『お父さんの職場でも、地震で大変なことになっているのかもしれない。だから、ますますお父さんが必要なんじゃないか』って、そう言うんですよ。参りました。……それで僕がふてくされて、緑も泣き続けていると、おふくろは写真を持ってきてですね、いろいろ見せてくれたんです。親父の写真です。黄色い安全メットをかぶった、仕事をしている親父の写真とかもあって、『ほら、お父さんは、こうやって会社でかっこよく仕事をしているんですよ』って。なかなかいい写真でね。やっぱり、どうしようもない親父でも、仕事をしているとましなもんだなと子ども心にも思ったものですよ。緑も喜んでね、『お父さん、かっこいい。お父さん、かっこいい』って。おふくろがまた、僕たちを見てニコニコするんですよ。……まあ、できた母親でした」

そこで雅志さんは言葉を止め、少しの間の沈黙が流れました。

「親父も会社を辞めて、少しはおふくろにこれまでの埋め合わせでもするかと思ったら、そんなことも全然ない。家で本を読んだり、近くを散歩したりの毎日で、おふくろとどこかへ出かけるなんてこともしない。それでも明るい母でしたからね、あれこれと親父には話しかけてあげてはいました。そんな母が病気になってしまって……」

またそこで雅志さんは言葉を止め、少し暗い顔をしました。

「僕は、せめて親父には、最後にひと言、おふくろには感謝を伝えてほしかったんです。親父は、おふくろには感謝してもしきれないくらいだと思いますよ。でも時代なのか、それを言っているのを聞いたことがありません。だから、せめて一度は……そう思ったんですよ。それが……、この人は、そもそもおふくろが苦しんでいるときに、その場にもいやしない。ようやく来たと思ったら、何も言えなくて立ち尽くしているだけ。僕が『ありがとうって言え』と言っても棒立ち。……何なんですかね」

腕を組んで顔をしかめる雅志さん。私は黙って、次の言葉を待ちました。

「僕も……縁もだと思いますが……、この親父には絶望しましたよ。だいたいおふくろがかわいそうじゃないですか？　最後くらい、ひと言くらい、ありがとうって言ってもいいでしょうに。……本当に、何なんですかね。だから正直、僕も緑も、親父にここまでしてあげるっていうのは、複雑な気持ちがあるのは事実です。おふくろだって本当は家に帰りたかったと思うんですよね。そのおふくろは、しかし、病院で最後亡くなった。それでこの親父は、家でいま過ごしている。……不公平だとも思いますよ。……ただそれでも、親父にも世話になったのは事実だし、何よりおふくろが大切にしていた親父ですから、おふくろが喜んでくれるかなって。そのことのほうが、いま頑張っている動機になっているんですよ」

「そうだったんですね……」

「ええ。いや、あれこれとすみません。まあそんなわけですから、これも〝仕事〟と思って割り切っています。だから先生、僕は大丈夫ですよ」

1日1日が過ぎるたびに、島原さんの状態は悪化し、いよいよ余命もあと1日2日と考えられるような時期になりました。

定期的に坐薬を使っても、なかなか身の置き所のないつらさは強く、ときおり苦しそうに声を上げます。せん妄も出てきて、つじつまの合わないことを話すのが増えました。

「先生、ちょっと来てもらえますか？　ずいぶんつらさが増しているようなんです」

私は、その日介護にあたっていた緑さんから連絡を受けて、島原さんの家に向かいました。


――最後の苦しさか……。

私は島原さんを見て、そう思いました。がんの終末期の場合、最後まで苦しむことはほとんどありません。途中から意識が低下するからです。

しかし、意識が完全に低下する前、亡くなる24時間ほど前が一番つらがることが多いようです。

「少しうとうととできる点滴を行いますね」

「ええ。お願いします。声をかけても、何かうわ言のようなことを言うのが増えているんです」

「ああ、そうなんですね」

私は皮下に点滴するために、点滴ボトルに針を突き刺しました。

「ところで、先生。どうも父は、場所とか人とかがごちゃごちゃになっているようなんですが、これは薬の影響ですか？」

「おそらくせん妄という状態で、薬というよりは、島原さんのような状態だとよく起こるものなので、それが一番の原因なのではないでしょうか」

「そうなんですね。話しかけても、とんちんかんで。父の母親……私からみると祖母なんですが、その名前で私を呼んだり、あとさっきは、千鳥ヶ淵、千鳥ヶ淵って……」

「千鳥ヶ淵、ですか？」

「うーん、どうもそう聞こえるんですよね。ちょっと前から、声も聞き取りづらくはなっていたじゃないですか？　だから、耳を父の口に近づけて聞くんですが、やっぱりそう言っているように聞こえるんです。ちどり、ふち、って聞こえてくるんですよね」

「そうですか……。たしかに、島原さんのような状態だと、見当識障害といって、時間や場所、人の感覚があいまいになるのは前もお伝えした通りです」

「なるほど、そうなんですね。千鳥ヶ淵にでもいるような気がしてるんですかね」

緑さんはちょっと微笑みました。

千鳥ヶ淵。

言わずと知れた、桜の名所です。

この千鳥ケ淵に沿って、全長約700mの千鳥ヶ淵緑道があり、桜の時期にはソメイヨシノやオオシマザクラが咲き乱れ、まるで桜のトンネルのようです。

いまはちょうど桜の時期です。千鳥ヶ淵では、満開の桜が見られるはずです。

「なかなかいい所にいるように感じている気がしますね」

私が言うと、緑さんは笑いました。

「父らしいですね。花見でもしているのでしょうか？」

私は、島原さんの皮下に細い針を留置し、ゆっくりと点滴を開始しました。

「先生……父はもう少し……ということですよね？」

耳は最後まで聞こえていると言われています。私は言葉には出さず、緑さんのほうを振り返り、静かにうなずきました。

「やっぱりそうですか……。その、兄が朝から出かけちゃったんですよね」

そういえば雅志さんの姿が見えません。

「私も数日泊まることにしましたから、朝まではいっしょにいたんです。夜は兄が看病してくれていて、私は上で寝ていました。朝も最初はいっしょに看ていたんですが、急に『ちょっと行くところがあって』って……。いなくなってしまったんです。先生、やっぱり、いてもらったほうがいいですよね？」

私は緑さんに合図をすると、部屋の外まで来てもらうことにしました。二人で部屋を出ると、緑さんは少し不安そうな表情です。

「もう数時間ってこともあるんでしょうか？」

「その可能性も否定できません。お兄さんにも連絡して、早めに戻ってきてもらうといいと思います」

「そうなんですね……。携帯電話も通じないんですよね……」

緑さんは下を向くと、こう言いました。

「もしかすると、兄は……雅志兄さんは、父の最期に居合わせたくないのかなって気もするんです」

「……」

「先生には何か言っていませんでしたか？」

「私には……何も」

「以前先生にお話ししましたよね、母の最期のときのこと。もしかすると……、兄は父の最期には立ち会わないつもりなのかなって……」

「……何かそういうことを、お兄さんはおっしゃっていましたか？」

「いえ……。ただ、兄の中では、まだわだかまりがとけていないのかなとも思うんですよね。介護をしているときも、兄は『仕事のようなもんだから』って繰り返していました。元々几帳面だから手を抜いたりはしないんですよ。かなりしっかりやっていました。でも、父を許したというわけではないと思うんですよね。だから、ひょっとすると……、父も母の死に目には会えたものの、ぎりぎりまで姿を現しませんでした。兄もそうする気なのか……。いや、最期も居合わせないつもりか……」

緑さんは、深いため息をつきました。私は、以前、両親の話をしてくれた雅志さんのことを思い出しながら答えました。

「そうですか……。ただ、私は大丈夫な気もします。何か大切な用事があるのではないでしょうか？　また時間をおいて、連絡をしてみたらどうでしょう？　もしつながらないようならば連絡をください。私からも連絡をしてみます」

「ありがとうございます。やはり……兄も私も、ずっとそばにいたほうがいいくらいの状態だということですよね？」

「……おっしゃる通りです」

その後、少し状態が落ち着いたのを確認して、私は一度島原さんの家を辞しました。

島原さんの最期

「先生、呼吸が変わってきています！」

半日ほどが経過した夕方前、緑さんからの電話がありました。

「わかりました。すぐに行きます。ところでお兄さんは……？」

「……まだ帰ってきていません。何度か連絡したのですが……。先生にも連絡しようと思ったのですが、これも兄の意志なのかと思いまして」

言葉は震えていました。私は、島原さんの家に急行しました。

家に到着すると、まだ呼吸は余命が分単位を表す「下顎《かがく》呼吸」(顎をあげるような呼吸)にはなっていません。呼吸気が勢いよく気道を通るために出る「声漏れ」がありました。

「あー、あー」

「先生！　これは苦しいんでしょうか？」

緑さんは心配そうです。しかし、私は島原さんに苦しさの指標である、「苦顔」「体動」

がないこと、また意識レベルも低下していることを確認して緑さんに伝えました。

「大丈夫そうです。声漏れ……のようですね」

私は声漏れについて説明しました。また同様に、今後目が開いたままになったり、呼吸とともに顎《あご》が動いたり、喉《のど》でゴロゴロと音がしたりすることがあるかもしれないが、それは苦痛ではないでしょうという話をしました。

「ホッとしました」

緑さんは胸をなで下ろしました。

当然でしょう。家族の死を見る機会は多いわけではありません。緑さんのようにお母さんを一度看取ってはいても、経過は少しずつ違います。

家族の死は、常に初体験の連続なのです。だからこそ私たちは、人の終末期や死の経過をお伝えして、心配しなくても大丈夫だということをお伝えするのです。

「それにしても兄は……」

緑さんはうなだれました。おそらく雅志さんは帰ってこないだろうと予想しているようでした。

「あー、あー」

呼吸に合わせて、声漏れが続きます。緑さんは、島原さんの顔を見つめて言いました。

「兄の気持ちもわかります。私たちは、父に決してよくしてもらったとは思っていません。けれども、最期の場くらいには居合わせてほしい……」

「あー、あー」

「父が何かを言っているような気がするんです。単なる呼吸の際にいっしょに出る音と聞いても、何か父の後悔とか嘆きとか、悲しみとか……」

「あー、あー」

「すみません……」

緑さんは声を殺して涙しました。ハンカチで涙を拭きましたが、拭いても拭いても流れ落ちました。そして、仏壇の亜季子さんの遺影、優しい笑顔のそれをあふれ出る涙の目で見つめて、つぶやきました。

「母さん、ごめんね……」

そのとき、玄関口の扉がドンと開きました。

「兄さん！」

入ってきた雅志さんは緑さんを見つめると、大きくうなずきました。緑さんは立って、雅志さんに場所を譲りました。

「親父！　親父！　聞こえているか！　親父。ほら、親父、これを見ろ」

最終末期になると、まぶたが完全に閉じないことがあります。島原さんのまぶたも完全には閉じておらず、少しだけ、そこから焦点が合わない目がのぞいていました。雅志さんは、そこに何かを差し出しました。

雅志さんは花びらを何個か持っていました。

「親父……持ってきたよ。千鳥ヶ淵から」

何度も何度も、島原さんの目の前でそれを揺らしました。まるで桜の花びらは雅志さんの手によって、散りゆく花びらのように動きました。

「兄さん……どうしたの、それは？」

緑さんが立ったまま、驚いて尋ねました。

「緑、覚えてるか？　昔、母さんが教えてくれたこと。そしてあの写真」

「写真？」

「そう、地震でお前が泣きじゃくった日」

「あ！」

「そう、母さんが見せてくれたアルバム。……千鳥ヶ淵」

穏やかに雅志さんは教えてくれました。

島原さんと亜季子さんは見合い結婚でした。結婚前、一度だけデートをしました。それが千鳥ヶ淵だったのです。

記念に1枚だけ撮られて残った写真は、セピア色でした。ぎこちない顔の島原さんと笑顔の亜季子さんのうしろに、満開の桜が白色に染められていました。

「親父！　千鳥ヶ淵の桜だよ。おふくろと見た桜だよ」

夜明けが迫る頃、いつの間にか島原さんの脇で眠っていた雅志さんは、島原さんの声で起きたそうです。耳を近づけてみると、その声はやはり「ちどりがふち」そう言っていました。雅志さんははっとし、振り返り見ると、写真の中で亜季子さんが微笑んでいました。

何かにつき動かされるかのように雅志さんは電車に飛び乗ったのです。

「親父、おふくろの……言葉だよ」

もう一度、雅志さんは、島原さんに見えるように、桜の花びらのひとつを動かしました。

「あー……」

その瞬間、島原さんの声が途切れたのです。

「あー……」

そして大きく目が開かれました。もちろん、その目は焦点は合っていませんし、意識も落ちているままです。しかし目は大きく開いて、声もこれまでとは異なる調子で発せられたのです。

「あっ、あっ」

それは声にならない声。でも私は聞こえた気がしました。ふり返って緑さんを見、隣の雅志さんを見ると、二人ともうなずいています。

「親父、聞こえるか?」

「お父さん!」

「あっ、あっ……」

唇も動いているような気がします。既に下顎呼吸に入ってきました。顎が上がります。それで唇が動くのかもしれません。しかし、唇はやはりわずかに動いているようでした。

「先生! これ、ありがとうって言ってませんか!? ありがとうって」

たしかに、少し動いています。

「お父さん!」

「あっ、あっ」

ありがとう、ありがとう――私たちには、そう聞こえたのです。

「お、親父。ありがとな、ありがとうな！　親父！　聞こえるか？　ありがとう！」

雅志さんは声を張り上げました。

「お父さん！　ありがとう」

私と場所を交代して、緑さんは島原さんをさすりながら、必死に声をかけました。

ひときわ大きく島原さんは目を見開くと、口を大きくあけて「あ」の形を作ると、唇を何回か動かしたのです。そして目を閉じました。

そして数分後、島原さんは静かに息を引き取りました。穏やかなお顔でした。

「ゆっくり休んでください」

島原さんの安らかなお顔の隣と、黒檀の仏壇に添えられた桜の花びらを見つめながら、雅志さんが言いました。

「先生……親父、言いましたよね？　ありがとうって」

「そうかもしれません」

終末期の現場には不思議なことがあふれています。それは偶然そのように見えるのかもしれません。人は意味を見つけたいものです。だから、意味をくっつけてしまうのかもしれません。けれども、私も島原さんの意思を感じたのです。

「私も、お父さんが言った気がしました。ありがとうって」

桜の花びらから仏壇の中に目を移すと、そこには亜季子さんの写真が変わらず微笑んでいました。

「それにしても兄さん……、間に合うのか心配になっちゃったじゃない！　言ってよ、そんなことだったら」

「すまんすまん。いてもたってもいられなくてね。見当識障害……って言うんですか？　先生にも父がそんな状態にはなるだろうって聞いていたけれども、もしかして父がいま、母と会っているのかな……そんな気がして。僕が知っている限り、親父とおふくろは、その後千鳥ヶ淵はおろか、いっしょに桜を見に行ったこともほとんどなかったんじゃないかな？　最後に見せてあげたいって思ってね」

「兄さんも思い切ったことをするからびっくりしちゃうわ……。でも、その結果かどうかは知らないけれども、お父さんも喜んでいたような気もするし、『ありがとう』って言っていた気もするし、よかったんじゃないかな」

かわいらしい桜の花びらが枕元に添えられた横で、眠ったように穏やかな顔でいる島原さんの顔をみんなで見つめました。

「今日、千鳥ヶ淵に行って、歩いて。桜は満開だった。本当にきれいだったよ。目の前に落ちてきた花びらを、いくつか拾って持ってきたんだ。それにしても、歩きながら思ったよ。ああ、ここを親父とおふくろが歩いたんだって。40年以上前にさ。でも……そのおかげで、親父とおふくろのおかげで、僕たちがあったんだって、何かそういう気がしたよ。だから、おふくろのため、そして親父のため、そう思って千鳥ヶ淵に行ったんだけど、もしかすると、自分のためだったような気がするんだ」

島原さんの顔は、まるで微笑んでもいるようでした。緑さんがもう一度、優しく声をかけました。

「お父さん、ありがとう。ゆっくり休んでください」

❀「ありがとう」の2つの意味

皆さんは、大切な人たちに、伝えることができていますか？

いつかいっしょにいることに終わりがくる、大切な方たちに、伝えられていますか？

ありがとう、その言葉を。


「ありがとう」には、2つの意味があると思います。

まずは日々の潤滑油の意味です。ありがとうと伝え合うことで、お互いに気持ちよく生活することができます。

身近な人には、つい感謝の言葉を忘れてしまうものです。けれども、身近な人たちのおかげで、自分があります。

人は、口にしなければなかなか思いが伝わりません。どうか、感謝や温かい言葉をかけることから始めてください。

「ありがとう」を伝えることで、身近な関係や環境が変わるのは、終末期の現場だけではありません。とても重要なことです。

そして、もうひとつの意味、それは「さようなら」と同義のありがとうです。

私も、祖父を見送るときに、「ありがとう」と伝えることが「さようなら」と同じ意味を持つことを改めて発見しました。

逝く人が最後に伝えるその言葉は、自らの人生を振り返って感謝し、それに別れを告げ、また人生を支えてくれた存在への感謝であり、そして、自分が死んだあとも生きてゆく人たちへのエール。

送る側の人が最後に伝えるありがとうは、大切な人へのこれまでの感謝と、逝く人の思いを胸にしっかりと生きていくという気持ちの表現。

「ありがとう」の言葉で、思いは継承され、バトンは次代に渡されるのです。

私たちは21世紀初頭、時として死を医学的敗北や不幸、断絶、目を背けたいものにしていないでしょうか。

本当は、死は自らの人生を振り返り、感謝をし、次の世代に、あるいは大切な人たちへ、自らの思いをつないでゆく場であり、不幸なことではないのです。

感謝の言葉は日々の潤滑油、そして最後のバトンです。

死が「不幸」になってしまっているのはなぜでしょうか？

それはたぶん、死が知られていないからです。けれども、決してそれは怖いものではありません。ただし、押さえておくべき点はあります。最後にそれを示しましょう。

1つ。人の明日は完全には保証されていません。この瞬間の言葉が、最後の言葉になってしまうかもしれません。大切な人に、言葉を遺せず逝くかもしれません。だからこそ日々感謝を持って生き、周囲に感謝を伝えていくことが重要なのです。

2つ。重い病気とわかったとき、それが根治しない病気ならば、必死に治療に臨むことよりも、もっともっと重要なことがあります。自らの人生を振り返ること、残された時間に何をすれば、自らの心は満たされるのかを考えることです。

ただ多くの方にとって、人生は最後に振り返れば、それなりのよさを感じられるはずです。自分の為したことを認め、味わい深い人生への感謝も大切です。

3つ。死の場は、あなたという人生の完結の時間であり、大切な人への思いの継承の場です。その完結と継承の言葉が「ありがとう」なのです。最後の「ありがとう」は、自身の歩みのしめくくりであり、そしてまた、残された大切な方たちの悲しみも和らげてくれるに違いありません。

もう一度言います。死とは、本当は自らの人生を振り返り、感謝をし、次の世代に、あるいは大切な人たちへ、自らの思いをつないでゆく場であり、不幸なことではないのです。

いつか皆が笑顔で亡くなっていける世界が訪れることを願いながら、筆をおきたいと思います。

おわりに

人は忘れ去られます。

ここ数年の間にも、偉大な方、有名な方、たくさんの方が鬼籍に入りました。

そのときは、しばらく話題になります。けれども、誰かが亡くなったという話が人びとの口に長く語られることはありません。いつしか家族や本当に親しい人以外には、忘れ去られてゆくものなのです。

そこに私は、はかなさを見ます。

しかしその、人のはかなさを認めることから、すべてが始まるように思えるのです。私には、本文中にも登場した俳優の入川保則さんの「もともと苦しいものを楽しいものに変えてゆく、それが人生なのだ」という喝破に、目を開かされました。

私たちは、持っているものすべてを失いうる世界に生きています。それは、たしかにはかない世界です。けれども私たちは、自らの力で、自らの心がけや習慣で、人生をはかないものから、楽しく満ち足りたものに変えていくことができるのです。

そのための方法を本文で述べてきましたが、より重きをおく必要がある点は、おそらく皆さん一人ひとり異なっているはずです。

皆さんの人生をもっとも充足させるそれぞれの方法を、考えねばなりません。皆さん自身の方法を見つけていただきたいのです。そしてそれは、いつか必ずくる死を前に揺らいでしまうようなものではいけません。

ただ、死をベースに物事を考えると、大切だと思ってしがみついていたものが、じつはくだらないものであったことに気がつく一方で、自らの身近に当たり前のようにあったものが、限りなく愛おしく思えることもあるでしょう。死を考えることを通して、本当に大切なものを見つけることができれば、それは実際の死を前にしても力となるだけでなく、よりよい人生を送ることにつながるに違いありません。

心が真に求めるものは何か、その声に耳を傾けながら生きてゆけば、私はきっと誰もがハッピーエンドを迎えることができると信じています。そして、終わりよければすべてよしです。

21世紀、たゆまぬ人類の努力のおかげで、さまざまなものが進化しました。私たちは、死への考えもそろそろ変えるべき時期なのではないでしょうか。

死は不幸ではありません。終わりがあるからこそ、今を大切に生きなくてはならないと思えますし、そう思うからこそ、私たちはよりせいいっぱい生き、そして大切な人たちとともに、よりせいいっぱい生きることができるのです。死を考え、話し合うことは、よりよき人生のためであり、幸せにつながるものなのです。

本当に求めることを為し、そして誰かに思いを託して逝く、そんな人生と死が増えてくれれば、死の考え方も、いつしか変わっていくに違いありません。死を不幸と捉える方も減っていくでしょう。あるいは、逝く人を見送る人も、単なる不幸と捉えなくなるでしょう。そんな世の中にしていきたいものです。

皆さんが素晴らしい人生を歩むことを願っています。

最後までお読みいただき、ありがとうございました。

青春新書
PLAYBOOKS

人生を自由自在に活動《プレイ》する

人生の活動源として

いま要求される新しい気運は、最も現実的な生々しい時代に吐息する大衆の活力と活動源である。

文明はすべてを合理化し、自主的精神はますます衰退に瀕し、自由は奪われようとしている今日、プレイブックスに課せられた役割と必要は広く新鮮な願いとなろう。

いわゆる知識人にもとめる書物は数多く窺うまでもない。

本刊行は、在来の観念類型を打破し、謂わば現代生活の機能に即する潤滑油として、逞しい生命を吹込もうとするものである。

われわれの現状は、埃りと騒音に紛れ、雑踏に苛まれ、あくせく追われる仕事に、日々の不安は健全な精神生活を妨げる圧迫感となり、まさに現実はストレス症状を呈している。

プレイブックスは、それらすべてのうっ積を吹きとばし、自由闊達な活動力を培養し、勇気と自信を生みだす最も楽しいシリーズたらんことを、われわれは鋭意貫かんとするものである。

—創始者のことば—　小澤和一

著者紹介

大津秀一〈おおつ しゅういち〉

茨城県出身。岐阜大学医学部卒業。緩和医療医。東邦大学医療センター大森病院緩和ケアセンター長。日本緩和医療学会緩和医療専門医、老年病専門医、日本内科学会総合内科専門医、日本消化器病学会専門医、がん治療認定医。日本最年少のホスピス医（当時）の一人として京都市左京区の日本バプテスト病院ホスピスに勤務したのち、2008年より東京都世田谷区の入院設備のある往診クリニック（在宅療養支援診療所）に勤務し、入院・在宅（往診）双方でがん患者・非がん患者を問わない終末期医療を実践、2010年6月から現職。多数の終末期患者の診療に携わる一方、著述・講演活動を通じて緩和医療や死生観の問題などについて広く一般に問いかけを続けている。著書に『死ぬときに後悔すること25』（致知出版社）、『「幸せな人生」に必要なたった1つの言葉』（小社刊）などがある。

「いい人生《じんせい》だった」と言《い》える
10の習慣《しゅうかん》

青春新書 PLAYBOOKS

2017年5月5日　第1刷

著　者　大《おお》津《つ》秀《しゅう》一《いち》

発行者　小澤源太郎

責任編集　株式会社プライム涌光

電話　編集部　03(3203)2850

発行所　東京都新宿区若松町12番1号　〒162-0056　株式会社青春出版社

電話　営業部　03(3207)1916　振替番号　00190-7-98602

印刷・図書印刷　製本・フォーネット社

ISBN978-4-413-21087-4

©Shuich Otsu 2017 Printed in Japan

本書の内容の一部あるいは全部を無断で複写（コピー）することは著作権法上認められている場合を除き、禁じられています。

万一、落丁、乱丁がありました節は、お取りかえします。

青春新書
PLAYBOOKS

人生を自由自在に活動する――プレイブックス

使いたい時にすぐ出てくる!
大人の語彙力が
面白いほど身につく本
話題の達人倶楽部[編]
あなたの「会話力」に
革命が起きる!
おさえておけば一生役立つ、
「できる大人」の日本語練習帳!
P-1080

取材班がこっそり掴んだ!
最速で結果を出す人の
秘密の習慣
㊙情報取材班[編]
"生産性"が圧倒的に高い人の
意外な共通点とは!
P-1081

できる男のマナーのツボ決定版
城田美わ子
感じのいい人、信頼できる人…
この気くばり1つで
評価はガラリと変わる!
P-1082

コワいほどお金が集まる心理学
神岡真司
習慣、考え方、コミュニケーション…
「金持ちマインド」を知れば、
イヤでもお金が貯まり出す!
P-1083

お願い　ページわりの関係からここでは一部の既刊本しか掲載してありません。
折り込みの出版案内もご参考にご覧ください。